KB152254

임신 중 당뇨병 여성의 건강한 출산이야기

당당한 **엄마**의 행복한 **혈당** 이야기

제**2**판

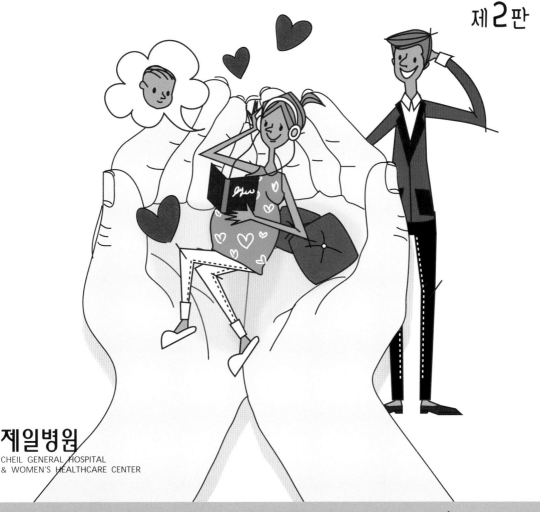

제일병원
CHEIL GENERAL HOSPITAL
& WOMEN'S HEALTHCARE CENTER

제일병원 당뇨병교육실

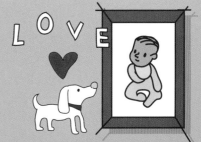

군자출판사

당당한 엄마의 행복한 혈당이야기

첫째판 1쇄 인쇄 | 2009년 10월 20일
첫째판 1쇄 발행 | 2009년 10월 30일
첫째판 2쇄 발행 | 2012년   5월 10일
둘째판 1쇄 발행 | 2016년   9월 12일

지 은 이   제일병원 당뇨병교육실 엮음
            내분비 내과 김성훈 | **산과** 김문영 | **당뇨교육실** 박정은, 박은진
            영양과 박보경 | **약제과** 설재련 | **사회복지과** 최지민
발 행 인   장주연
출 판 기 획   이현진
편집디자인   군자출판사
표지디자인   김재욱
일 러 스 트   군자출판사
발 행 처   군자출판사
            등록 제 4-139호(1991. 6. 24)
            본사 (10881) **파주출판단지** 경기노 파주시 회동길 338(서패동 474-1)
            전화 (031) 943-1888   팩스 (031) 955-9545
            홈페이지 | www.koonja.co.kr

ISBN 979-11-5955-091-1

정가 18,000원

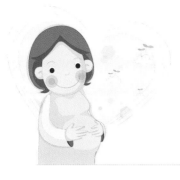

추천하는 글

우선 당뇨병을 가지고 임신한 여성이나 임신성 당뇨병여성의 당뇨병관리를 위한 『당당한 엄마의 행복한 혈당이야기』를 발간하게 된 것을 진심으로 축하 드립니다.

지금 우리 사회는 비만과 운동부족, 스트레스로 인한 당뇨병 인구의 급증을 겪고 있어 이로 인해 당뇨병을 가지고 임신한 여성들도 계속 늘어나는 추세에 있습니다.

또한 여성들의 결혼 연령이 늦어지고 있어 임신성당뇨병의 증가로 이어지고 있습니다.

이러한 여성의 당뇨병관리를 현실적으로 도와주지 못하면 이 영향은 여성과 차세대(자녀)까지 미치기 때문에 그 피해는 상상할 수 없을 정도로 클 수 밖에 없습니다.

많은 당뇨병 관리 책자 가운데에서도 『당당한 엄마의 행복한 혈당이야기』 책자는 임신부에 대한 것으로는 국내에 유일한 것으로 알고 있습니다. 임신부에 대한 많은 경험과 지식을 축적하고 있는 본원의 노하우의 결과라고 볼 수 있습니다.

당뇨병을 가진 여성들도 적극적인 혈당조절로 건강한 아기를 얼마든지 낳을 수 있고 본원의 당뇨병전문의, 산과 전문의, 소아과 전문의, 당뇨교육팀(간호사, 영양사, 약사, 사회 복지사)은 여러 분들의 임신을 좀 더 편안하게 관리하도록 도울 것입니다.

본 책자를 통해 당뇨병을 가진 여성이나 임신성당뇨병으로 진단된 여성들이 당뇨병과 관련된 궁금증을 해결하고 즐거운 임신과 건강한 분만을 위해 임신부 스스로 알아야 할 내용에 좋은 길잡이가 되기를 바랍니다.

또한 이 책자를 접하시는 많은 산모님들과 예비산모님들이 좋은 정보를 잘 활용하시어 임신기간에 잘못된 정보로 시간을 허비하지 않으시길 당부 드리며, 끝으로 본 책자의 제작을 위해 노고를 아끼지 않으신 본원 당뇨교육팀 관계자 여러 분의 노고를 치하합니다.

제일병원 병원장

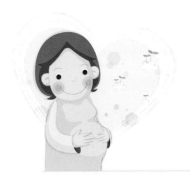

들어가는 글

최근 전 세계적으로 당뇨병 환자가 늘어나고 있으며 국내에서도 서구화된 생활환경 등으로 당뇨병의 발생이 급격하게 증가하고 있습니다. 따라서 많은 당뇨병 환자들이 고통을 받고 있고 당뇨병으로 인한 사회, 경제적 손실도 점점 커져가고 있는 실정입니다. 또한 당뇨병을 진단 받는 연령이 젊어지고, 비만 인구의 증가와 더불어 여성들의 결혼 연령도 늦어져서 임신과 관련된 당뇨병도 증가되고 있습니다.

임신 전부터 당뇨병이 있었거나 임신 중에 처음으로 진단 받은 임신성 당뇨병의 경우 건강한 아기의 출산과 산모의 건강을 위하여 적절한 관리가 필요합니다. 당뇨병이 있는 여성은 임신 전부터 철저한 혈당관리가 필요하고 계획임신을 하여야 하며 특히 합병증이 동반된 경우에는 세심한 주의가 필요합니다. 임신성 당뇨병의 경우에는 거대아와 같은 합병증을 예방하기 위하여 임신 기간 동안 철저한 혈당 조절이 필요하며 이를 위하여 적절한 식사와 운동요법을 해야 하고 인슐린 치료가 필요할 수도 있습니다. 또한 임신성 당뇨병을 진단 받은 여성은 분만 후에 당뇨병이 발생할 위험성이 높으므로 당뇨병 발생을 예방하기 위한 적절한 생활요법과 정기적인 혈당 측정이 필요합니다.

이 책을 통하여 당뇨병과 임신성 당뇨병을 진단받은 여성들의 건강 관리와 궁금증이 해결될 수 있기를 바라며 또한 임신 중 당뇨병 환자를 진료하는 의료인들에게도 도움이 되길 바랍니다.

2016년 5월
단국의대 제일병원 내분비내과 김 성 훈

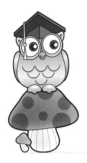

찾아보기

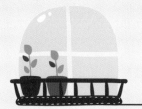

I. 임신의 생리

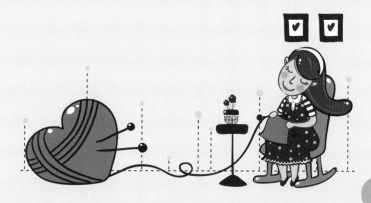

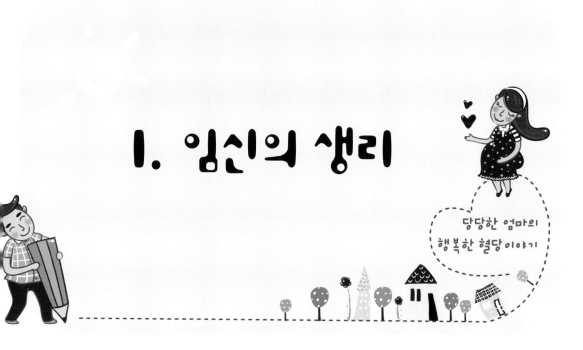

I. 임신의 생리

I. 임신의 과정

임신기간 중 여성의 몸은 태아가 자궁 안에서 발육 또는 성장할 수 있도록 많은 변화를 갖게 됩니다. 태아는 임신부로부터 영양분을 공급받아 성장하기 때문에 임신부의 건강은 태아의 성장에 중요한 역할을 합니다. 정상 임신기간은 약 40주 또는 만 9개월이며 산과에서는 임신기간을 3개월씩 나누어 임신초기, 임신중기, 임신후기로 구분합니다. 태아는 각 시기마다 독특한 성장특성을 가지고 있습니다.

1) 임신 초기

임신 첫 5주는 난자 또는 알의 단계로 알려져 있는데 이 기간에는 수정난이 태반을 만들기 시작하며 자궁 벽에 달라붙게 됩니다. 태반은 아이를 둘러싸는데 이 태반을 통해서 아이는 영양분을 공급받게 됩니다. 임신 첫 수주동안에 태아에게 심장이 생겨 혈액순환이 시작되고 소화기관, 골격, 뇌와 척추 같은 중추신경계가 만들어집니다. 8주 전후에는 눈이 만들어지고, 코, 입, 혀, 팔, 손, 다리, 발, 관절 등도 만들어집니다. 임신 9주 이전을 배아(embryo)의 단계라 하며 중요한 장기가 형성되는 시기입니다. 임신 9주 이후는 태아(fetus)라 부르며 이후에는 만들어진 장기가 성장하고 성숙되는 시기입니다. 즉 임신 9주 이전에 모든 장기가 형성됩니다.

임신초기가 끝날 무렵에 태아는 7~8cm 정도로 자라며, 몸무게는 40~45gm 정도입니다. 턱 뼈 속에 치아가 발생하기 시작하고, 손톱, 발톱 등이 발달하기 시작합니다.

2) 임신 중기

태아가 계속 성장함에 따라 임신 4개월에는 키는 16~18cm 정도, 몸무게는 190gm 정도로 자라게 됩니다. 태아의 심장 박동도 더욱 강해져 도플러 장치나 청진기로 태아의 심장 박동 소리를 들을 수 있습니다. 또 머리털이 자라기 시작하고, 태아의 근육과 뼈도 완전히 만들어 집니다.

이때부터 태아의 움직임도 느낄 수 있게 됩니다. 임신 6개월이 되면, 태아의 키는 28~35cm 정도, 몸무게는 780gm 정도 됩니다. 눈꺼풀이 분리되고 손톱도 완전히 자라며 태아의 움직임이 더 자주 느껴집니다.

3) 임신 후기

모든 중요한 장기가 완전히 형성됩니다. 태아의 체중이 급속히 증가하여 7개월 말에는 몸무게가 1,100~1,350gm 정도, 키는 35~43cm 정도가 됩니다. 분만 시에 아이의 체중은 3,200gm 정도에 도달합니다.

1-2 태반을 통한 영양소 이동

착상된 배아와 이를 둘러싼 막들은 임신부의 혈청에 노출되므로 임신부의 혈중 농도에 비례하여 포도당을 태아에게 직접 운반하며 단백질 등은 영양 막에 의해 처리됩니다. 임신부의 혈중 대사장애는 난황낭의 구조와 기능에 변화를 초래할 수 있어 태아에게 운반되는 영양소의 이동을 변화시킬 수 있습니다. 따라서 장기형성 초기에 태아의 발달과정은 임신부의 당뇨병에 의해 대사 및 호르몬 환경이 달라질 수 있습니다.

태반(placenta)은 영양소의 태아 이동을 조절하는 중요한 역할을 합니다. 태반에는 인슐린에 의존하지 않는 포도당 운반체가 많이 있기 때문에 임신부의 혈중 포도당 농도에 비례하여 태아에게 포도당이 이동하게되며, 태아의 포도당 농도는 임신부에 비하여 10~20mg/dL 낮습니다. 대부분의 아미노산은 능동수송에 의하여 태반을 통과하고 아미노산의 태아 이동도 농도에 비례합니다. 케톤체는 확산에 의해 태아로 수송되고 유리지방산은 정확한 수송기전이 알려지지 않았습니다. 하지만 동물 실험의 결과 임신부의 혈중 유리지방산 농도에 비례하여 태아에게 수송되는 유리지방산의 양이 결정되는 것으로 알려져 있습니다. 중성지방 자체는 태반을 통과할 수 없으나 태반에는 중성지방을 가수 분해하는 효소가 있어 가수 분해 과정을 통해서 태아에게 수송될 가능성은 있습니다.

임신부의 혈중 영양소의 구성이 태아의 대사환경을 좌우하는 것과는 달리 임신부의 호르몬 농도가 태아의 호르몬 환경에 미치는 영향은 적습니다. 임신부의 인슐린과 글루카곤은 태반을 통과하지 못하나 이들 호르몬은 임신부의 혈중 영양소 농도를 변화시켜 태아에게 전달되는 영양소를 변화시킬 수 있습니다.

1-3 임신과 관련된 변화

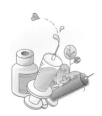

1) 인슐린 필요량의 변화

임신기간 동안 많은 신체적 변화가 있게 되며 호르몬 수치도 변화합니다. 호르몬의 변화와 아기의 성장은 임신으로 인해 발생하는 전체 인슐린 필요량에 영향을 주게 되어 최적의 혈당을 위한 인슐린의 양이 변하게 됩니다. 임신초기에는 임신 전 보다 조금 적은 양의 인슐린이 필요하게 되므로 적절한 인슐린 조절이 필요합니다.

2) 공복 혈중포도당 농도 저하 (임신 16~20주 이후)

임신 16-20주 이후에는 공복시 혈중포도당 농도가 저하되는데 알라닌 등과 같은 포도당 생성에 필요한 기질이 부족하기 때문으로 생각됩니다. 임신이 더 진행되어 태아가 커지면 상대적으로 태아의 포도당 이용이 차지하는 비율이 커지기 때문에 임신부의 포도당 대사에 직접적인 영향을 줍니다. 임신 후기에 공복 포도당 농도는 임신하지 않은 여성에 비하여 10mg/dL 정도가 낮아지며 음식물 섭취 후 6~8 시간이 지나면 혈당이 현저하게 낮아집니다.

음식물 섭취 후에는 임신부 및 태아의 동화작용이 촉진되지만 공복이 지속되면 태반 호르몬은 지방 분해를 촉진시키는 작용이 있어 탄수화물의 이화작용이 지방의 이화작용으로 빠르게 전환되고 임신부의 포도당생성에 필요한 기질이 제한되어 지방을 분해하여 에너지로 사용합니다. 이는 임신부의 포도당 생성을 위한 근육 분해를 보호하려는 것으로 생각됩니다.

임신 때 일어나는 이러한 에너지 대사의 변화(facilitated anabolism-accelerated starvation)는 임신이 진행되면서 점점 그 강도가 커지고 분만 후에는 즉시 소실됩니다.

3) 인슐린 감수성 감소 (임신 중기 이후)

임신이 진행되면서 태반의 크기가 커지고 임신부 체중이 증가하면서 인슐린 필요량은 점점 늘어납니다.

임신 말에는 인슐린 요구량이 임신 전보다 2~3배 증가되며, 특히 임신 후기 3개월 동안 두드러집니다. 임신 중 발생하는 인슐린 감수성 감소에 대한 기전은 아직 잘 밝혀지지 않았지만 수용체 결합 이후 인슐린 작용 결함에 의한 것으로 생각됩니다. 또 인슐린 감수성의 정도는 태반에서 생성되는 태반 락토겐, 프로게스테론, 프롤락틴, 코르티솔 등의 호르몬 농도 변화와 상관관계가 있습니다. 이 호르몬들은 태아의 성장과 안녕에 필요하지만 인슐린의 작용을 억제합니다. 인슐린 감수성이 감소되면 이를 보상하기 위해 췌장 베타세포에서 더 많은 인슐린을 분비하게 되므로 임신 후기의 인슐린 감수성은 많이 감소되지만 췌장 베타세포의 보상작용으로 내당능은 나빠지지 않는 것입니다. 결국 임신부는 음식물 섭취 후에 고인슐린혈증과 소폭의 혈중 포도당 농도의 상승이 있게 되며 이는 태반을 통한 태아로의 포도당 이동을 증가시켜 태아가 성장하는데 사용됩니다. 이 시기에 인슐린 필요량이 늘어나는 것은 임신의 자연스런 현상입니다.

여기서 잠깐!

▶▶▶ 인슐린이란?

모든 당뇨병은 신체가 음식물을 원활하게 사용하는 것에 방해를 받아 생깁니다. 정상적으로 신체는 단순당과 전분(빵, 감자, 국수)과 같이 작아진 복합 탄수화물에서 에너지를 얻습니다. 이런 것들이 위에서 소화가 된 후 포도당의 형태로 혈관에 들어가 혈액의 흐름을 타게 됩니다. 혈행을 타고 있는 포도당은 주유소에 있는 가솔린이 차의 에너지원이 되는 것과 같이 신체를 지탱하기 위한 에너지 원이 됩니다. 하지만 주유소의 가스를 차에 투입해주는 누군가가 필요하듯이 우리 신체도 혈관에 있는 포도당을 근육과 다른 조직에 들어가도록 돕는 어떤 물질이 필요합니다. 그 물질이 인슐린이라 불리는 호르몬입니다. 인슐린 없이 포도당은 신체의 세포들로 들어갈 수 없습니다. 반면 혈액에 높게 쌓인 포도당은 콩팥을 통해 소변으로 배설됩니다. 인슐린은 위장 뒤에 위치한 분비선인 췌장에서 만들어 집니다.

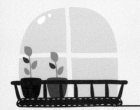

II. 당뇨병과 임신

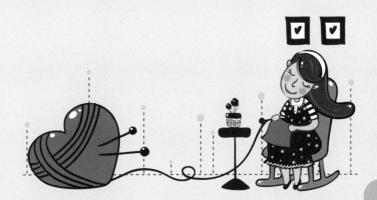

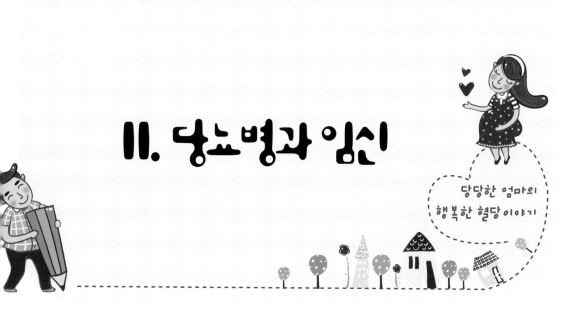

II. 당뇨병과 임신

당당한 엄마의
행복한 혈당 이야기

2-1 임신 중 당뇨병의 분류

임신 중 당뇨병을 당뇨병 임신(임신 전 당뇨병)과 임신성 당뇨병으로 구별하는 이유는 임상적으로 차이가 있기 때문이며 임신 중에 발생하는 합병증의 양상이 다르게 나타나기 때문입니다.

1) 임신 전 당뇨병(pregestational diabetes)
임신 이전에 당뇨병이 있는 여성이 임신을 한 경우로 제1형 및 제2형 당뇨병 여성이 임신한 경우를 말합니다. 우리나라 당뇨병 임신의 빈도는 아직 확실한 통계가 없으나 전체 임신 중 2%를 차지하는 것으로 되어있습니다.

여기서 잠깐!

제1형 당뇨병은 소아당뇨병이라고 불리기도 하는데 보통 20세 이전에 질병이 발생하고 매일 인슐린을 투사해야만 합니다(당뇨병의 2% 해당).
제2형 당뇨병(성인 당뇨병)은 식사와 운동요법으로 과통한 체통을 줄이거나 경구 혈당강하제 혹은 인슐린을 사용하여 혈당을 관리할 수 있는 경우입니다 (당뇨병의 98% 해당).

2) 임신성 당뇨병(gestational diabetes)

임신기간에 처음 시작되거나 발견되는 다양한 정도의 당대사 장애를 가진 경우로 대부분 임신성 당뇨병은 임신기간 동안 시작되어 분만과 함께 사라집니다. 임신 전부터 당뇨병이 있으면서 혈당조절이 안된 당뇨병 여성의 경우처럼 기형이나 유산의 발생은 증가하지 않습니다. 건강한 임신부의 3~5%가 해당되며 발생빈도는 나라별 종족에 따라 차이가 있습니다.

임신성당뇨병의 발생원인이 당뇨병 발생원인과 흡사하기 때문에 분만 후 임신성당뇨병 여성은 당뇨병으로 진행될 수 있습니다.

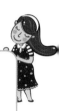

임신 중 당뇨병의 분류

임신 전 당뇨병 (PGDM)
  1.당뇨병 종류
      제 1형 당뇨병 (위험 : 케톤산혈증)
      제 2형 당뇨병 (위험 : 비만, 고혈압)

  2.대사 조절 정도와 시기
      임신 초기 (위험 : 선천성 기형, 자연유산)
      임신 후기 (위험 : 고인슐린혈증, 거대아 또는 자궁내 발육제한, 사산, 적혈구과다
                 증, 호흡곤란증)

  3.당뇨병성 만성합병증 유무
      망막증 (위험 : 임신 중 악화됨)
      신증 (위험 : 부종, 고혈압, 자궁내 발육제한)
      동맥경화증 (위험 : 임신부의 사망)

임신성당뇨병 (GDM)
  1.태아의 위험
      고인슐린혈증과 거대아, 사산의 위험성, 양수 과다증

  2.임신부의 위험
      임신 중 고혈압 질환
      분만 후 당뇨병으로 전환

  3.대사 조절
      공복 혈당 < 105 mg/dL (class A1)
      공복 혈당 ≥ 105 mg/dL (class A2)
      공복 혈당 ≥ 130 mg/dL (class B)

2-2 당뇨병 여성과 임신

1) 당뇨병 여성과 결혼

당뇨병 여성이 결혼을 하고 임신을 하는 것은 인생의 중대한 결정이고 이 과정에서 수 없이 많은 일들이 발생합니다. 당뇨병 여성이 임신을 생각한다면 앞으로 일어날 일들을 생각하기 앞서 어떻게 하면 건강한 아이를 출산할 수 있을까를 먼저 생각해야 합니다.

당뇨병 여성은 아이를 못 낳는다, 기형아를 낳는다, 아이가 당뇨병을 가지고 태어난다' 등의 얘기를 한 번쯤은 들어보셨을 것입니다. 그러나 이것은 잘못된 이야기입니다. 혹 이러한 이유로 결혼을 미루거나 기피하고 평생 독신으로 살려는 당뇨병 여성도 있으시겠지만 당뇨병때문에 결혼을 안하거나 못한다고 생각하는 것은 의학적으로나 심리적으로 큰 문제입니다. 혈당이 잘 조절되고 합병증이 없는 당뇨병여성의 수정능력(임신률)은 정상 여성에 비해 떨어진다는 증거가 없으며, 자연유산 정도도 혈당조절만 양호하다면 정상 여성에 비해 높다고 할 수 없습니다. 여러 연구에서 임신초기의 당화혈색소가 정상이거나 약간 높은 정도라면 자연유산의 빈도는 정상 여성들과 비슷하다는 보고를 하고 있습니다. 선천성기형이 가장 걱정되는 부분이나 이 위험을 감소시키기 위해 임신 전과 임신초기에 혈당 조절이 양호하고 당화혈색소가 정상이거나 정상에 가깝다면 선천성 기형의 위험은 감소됩니다.

당뇨병 전문의와 사회복지사는 당뇨병 여성의 결혼과 임신에 조언과 도움을 드릴 수 있을 것입니다. 결혼과 임신을 고려하신다면 반드시 상담하는 것이 좋겠습니다.

2) 과거

과거에는 당뇨병 여성이 임신을 하게 되면 문제가 심각했습니다. 특히 19세기 초 인슐린 발견 이전에는 당뇨병 여성이 임신하는 것이 매우 어려운 일이었습니다. 그 이유는 당뇨병으로 무월경 등 불임증이 발생하기도 했지만 많은 여성이 당뇨병 발병 이후 1~2년 이내에 사망하였기 때문입니다. 그리고 출생의 결손, 분만의 문제, 사산 등이 흔한 문제였습니다.

3) 현재

20세기에 들어와서 인슐린의 발견과 함께 모성사망률은 현저히 감소하였습니

다. 또한 자가혈당 측정법 도입과 인슐린의 적극적 사용으로 철저한 혈당조절
이 가능해지고, 태아의 성장과 안녕을 정확하게 평가할 수 있는 산과기술의 발
전, 신생아 집중관리 향상 등으로 당뇨병임신부의 예후는 지난 수 십년동안 눈
에 띄게 좋아지고 있습니다.

임신기간 동안 당뇨병관리를 전문으로 하는 센터에서는 제 1형 당뇨병임신부의
주산기 사망률을 정상임신부의 1.6~2%에 가깝게 접근시키고 있습니다.

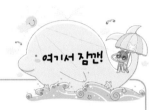

▶▶ 당뇨병 임신의 분류

전통적으로는 Priscilla White가 제안한 White 분류법을 사용하여 왔습니다.
White 분류는 당뇨병 관리방법, 당뇨병 유병기간, 혈관 합병등의 유무 등에 따
라 임신 전 당뇨병임신부를 A-F 여형으로 나누는 것으로 널리 사용되어 왔지
만 당뇨병 임신 통에 발생되는 태아 및 산과 합병등에 대한 원인이 알려지면서
임상적 이용이 감소하기 시작하였습니다.
Pederson 등은 임신의 나쁜 예후와 관련된 5개의 나쁜 징후로 당뇨병임신을
분류하였는데 케톤산혈등, 신우신염, 임신성 고혈압, 낮은 눈응도(정기적 진찰
을 받지 않음), 자기무시(self-neglect) 등이 해당합니다. Buchanan과
Coustan은 혈당조절 정도, 혈관합병등 유무, 당뇨병의 통류를 이용한 분류법
을 제시하였는데 이는 임신 통 발생하는 합병등의 발생 위험이 당뇨병의 발생시
기 및 유병기간에 비하여 혈당의 조절정도, 혈관 합병등 유무, 당뇨병의 통류 등
이 더 통요하기 때문입니다.

2-3 계획임신

1) 계획임신의 필요성

당뇨병 진단을 받고 혈당조절 방법을 알아 가면서 많은 궁금증이 있으실 겁니
다. 그중 가장 일반적인 생각은 "건강한 아기를 가질 수 있을까?"하는 의문일
것입니다.

임신 첫 10주가 태아의 주요 장기가 형성되는 시기입니다(선천성기형은 임신
첫 5~10주 사이에 일어납니다). 대부분의 여성은 임신초기에 본인의 임신여부
를 알지 못하기 때문에 임신은 사전에 계획되어야 하며 임신 3~6개월 전부터 철

저하게 혈당조절을 해야 합니다. 철저한 혈당조절이란 매일의 혈당(공복 100이하)과 당화 혈색소(6.5% 이하)가 임신하기 전 최적의 상태인 것을 말합니다. 이는 일일 수 회의 혈당 검사, 균형적인 식사, 규칙적인 운동, 필요시 인슐린 치료에 의해 가능합니다. 혈당을 기초로 하여 인슐린의 용량을 알맞게 정하고 만일 인슐린펌프를 사용한다면 임신기간 동안에 사용 여부를 주치의와 상담하시기 바랍니다. 그리고 소변케톤을 언제, 어떻게 검사해야 하는지 배우셔야 합니다.

임신은 신체에 여러 생리적 변화를 일으키고 이러한 변화로 당뇨병의 만성 합병증이 악화될 수 있습니다. 따라서 임신 이전에 당뇨병 전문의와 상의하여 임신 때 진행될 수 있는 합병증을 예방하는 것이 최선의 방법입니다. 그리고 임신가능성이 있는 모든 당뇨병여성은 계획되지 않은 임신의 위험을 알고 적절한 피임을 하여야 합니다.

최근 여러 연구를 통해서 임신 전 당뇨병관리가 선천성 기형의 발생을 감소시킨다는 의미있는 결과가 확인되었지만 당뇨병 여성의 임신 전 관리는 잘 시행되고 있지 않습니다. 우리나라 당뇨병임신부의 약 10%만이 임신 전 당뇨병관리를 받는 것으로 조사되었습니다. 아직도 당뇨병임신부의 기형아 출산 가능성은 정상임신부에 비하여 높습니다. 정상임신부의 기형아 출산 가능성은 2~3%이지만 당뇨병임신부에서는 2~23%로 발표되고 있습니다. 당뇨병임신부의 기형아 발생률은 임신초기 임신부의 혈당 조절 정도에 따라 크게 좌우됩니다.

2) 임신 전 상담

임신 전 상담이 다소는 불안하실 수는 있지만 임신 가능성, 자연유산률, 선천성 기형의 발생빈도, 자녀의 당뇨병 발생가능성, 혈관합병증(눈, 신장 등)에 미치는 임신의 영향 등은 주치의와 미리 상담하는 것이 중요합니다. 또한 임신 전 저체중이거나 과체중인 경우는 임신을 계획하기 전에 가장 이상적인 체중과 임신 중 체중증가 정도에 대해 배워야 합니다. 특히 당뇨병성 합병증이 있는 여성의 경우에는 경험있는 전문의의 도움을 받아야 합니다.

물론 아무도 건강한 아기를 분만할 수 있다고 100% 장담할 수는 없습니다. 정상여성의 신생아에서도 약 2~3%의 선천성 기형이 발생할 수 있기 때문입니다.

임신 전 준비사항(세부)

☐ 안저검사, 크레아티닌, 크레아티닌 청소율, 미세알부민뇨를 측정하기 위한 소변검사, 심전도 검사를 받고 당뇨병 혈관합병증에 대한 세밀한 관찰과 갑상선 기능검사를 받습니다.

☐ 제 2형 당뇨병여성은 임신 전에 복용하던 경구혈당강하제를 중단하고 혈당조절을 위해 필요하면 인슐린을 사용합니다. 임신 중 경구혈당강하제의 사용은 안전성이 입증되지 않았기 때문에 임신 중에는 사용하지 않습니다.

☐ 시행 중인 식사요법이 적절하지 못할 경우 식사요법에 대한 상담이 필요하며, 특히 칼슘, 철분, 고용량의 섭취가 중요합니다.

☐ 자가혈당 측정을 정확하게 하고 있는지 확인받고 기한이 지난 테이프를 사용하고 있지 않은지 또 검사실 혈당검사 결과와 비교하여 자가혈당측정기의 정확도가 어느 정도인지 확인합니다. 인슐린을 재고 주사하는 방법도 다시 한 번 확인받습니다. 임신을 원하는 여성과 가족들은 저혈당에 대한 교육을 다시 한 번 받습니다.

☐ 피임은 당뇨병관리가 목표에 도달할 때까지 계속해야 합니다. 당화혈색소 농도가 정상범위에 있거나 정상범위에 근접하고 이상적으로는 정상 임신부의 혈당(공복혈당 60~90mg/dl, 식후 2시간 혈당 120mg/dL 이하)과 비슷하다면 임신을 해도 안심할 수 있습니다. 기대하지 않았던 임신을 했다면 즉각 주치의를 만나 아기의 성장을 위한 최적의 혈당을 위해 새로운 목표를 세울 필요가 있습니다.

☐ 생리예정일이 지나도록 시작하지 않으면 병원에 가서 혈청 임신 반응검사를 합니다.

2-4 고혈당이 임신부와 태아에게 미치는 영향

당뇨병으로 인한 태아의 위험은 당뇨병의 유전요인보다는 임신부의 대사장애에 의한 것으로 당뇨병 형태에 따른 태아의 위험 차이는 없는 것으로 추정하고 있습니다. 그러나 제1형 당뇨병임신부는 케톤산혈증이 발생할 가능성이 높고 케톤산혈증이 발생하면 태아 사망의 가능성도 높아집니다. 또 제1형 당뇨병임신부는 당뇨병성 혈관합병증이 동반될 가능성이 많아 부당경량아 (자기 주 수보다 체중미달)와 조산 및 임신 중 고혈압 질환이 발생할 위험성이 높아집니다.

제2형 당뇨병임신부는 임신부가 비만일 경우 거대아출산 및 임신 중 고혈압질환이 발생할 위험이 높아집니다. 그러나 대부분의 합병증은 임신 전과 임신기간 동안 양호한 혈당조절로 현저히 감소될 수 있습니다.

1) 임신 중 - 아기 측면

① 선천성 기형

당뇨병임신부가 태아 발달 첫 8주 동안 혈당을 잘 조절하지 못하면 중추신경계, 심혈관계, 신장, 골격계 등의 선천성 기형이 발생할 위험성이 높아지며 기형 발생률은 8~12%로, 정상의 임신부에 비하여 3~4배가 높습니다. 당뇨병임신부에서 제일 흔한 선천성 기형은 심장기형으로 기형이 심하고 복합적으로 발생하는 특징을 가지고 있어 주산기 사망의 주요 원인이 됩니다.

■ 기형발생 원인

현재 대사장애 중 기형발생을 유도하는 인자에 대해 확실히 밝혀진 것은 없지만 동물실험을 통해, 포도당, 케톤체, 성장억제인자 등이 복합적으로 작용하여 과산화작용, 아라키돈산, 프로스타그란딘, 그리고 마이오이노시톨 대사장애를 통해 정상 태아 발달과정에 이상을 초래하는 것으로 되어있습니다. 고혈당이 심장, 척수, 신장 손상의 원인이 된다고 알려져 있고 혈당이 높을수록 출생 시 결손의 위험요인은 증가됩니다.

■ 기형과 혈당조절과의 관계

불량한 혈당조절과 태아기형 정도와의 관계는 당뇨병여성의 임신 전 관리에 관한 여러 연구에서 뚜렷이 보고된 바 있습니다. 매우 상승된 당화혈색소가 반영하듯 혈당조절이 불량한 여성은 선천성 기형아 출산 위험이 매우 크며 어떤 연구에 따르면 그 위험은 20~40%까지 이르는 것으로 보고되었습니다. 임신 중 신경관 손상을 선별하기 위해서 모체의 혈액검사(alpha-fetoprotein)나 중추신경계, 심장, 신장, 골격계 이상을 가려내기 위한 초음파 검사를 할 수 있습니다.

② 자연유산

임신 초기 당화혈색소 농도에 따른 선천성 기형과 자연유산의 발생률을 살펴보면 직선적인 상관관계는 아니지만 선천성 기형과 자연유산은 임신 초기, 즉 태아 장기가 형성 되는 시기의 혈당 조절 정도와 매우 밀접함을 알 수 있습니다. 임신 초기 당화혈색소 농도가 높은 임신부에서는 자연유산의 빈도가

30~60%로 높게 관찰됩니다.

또 임신부의 평균 혈당이 높은 경우에는 사산(태아 사망) 및 신생아 사망의 위험성이 높아지는데 조절 안된 제1형 당뇨병 임신부에서 케톤산혈증 때 태아가 사망한다는 것이 알려져 있고 태아 고인슐린혈증과 고혈당이 저산소증, 유산산증을 일으켜 태아가 사망할 수 있다고 되어 있습니다. 이렇듯 철저한 혈당 조절은 건강한 아이의 출생을 위해 중요합니다.

임신 전 당뇨병관리와 기형발생률과의 관계

연구자	선천성 기형 발생률	
	임신 전 당뇨병관리를 받지 않은 군	임신 전 당뇨병관리를 받은 군
Mills 등	9.0%	4.9%
Fuhrmann 등	7.5%	0.8%
Steel 등	10.4%	1.4%
Kitzmiller 등	10.9%	1.2%

당뇨병임신부의 신생아에서 관찰되는 선천성 기형의 종류와 발생시기

기형의 종류	발생시기 (수태 후 주수)
골격계	
미상퇴행(caudal regression)	3
신경계	
신경관 개방(open neural tube)	4
수두증(hydrocephalus)	4
무뇌증(anencephalus)	4
이분척추, 다른 중추신경결손	4
심혈관계	
대혈관전위(A-V transposition)	5
중격 결손(septal defects)	6
항문/직장 폐쇄증(anal/rectal atresia)	6
신장	
무발생(agenesis)	5
낭신(cystic kidney)	5
이중 요도(ureter duplex)	5
내장 역위증(situs inversus)	4

③ 태아 고인슐린혈증과 거대아 및 부당중량아

■ 이유

임신초기 고혈당이 태아의 발달과 성장을 억제하는 것과는 달리, 임신 중기와 후기에 발생한 고혈당은 태아의 성장을 촉진시켜 부당중량아 (제 주수보다 큰 아이 large for gestational age, LGA)가 되게 합니다. 고혈당은 혈중 아미노산과 지방산의 농도도 함께 높아져 이들 영양소가 태반을 통해 전달되어 태아에게 과도한 칼로리를 제공하며 태아 췌장을 자극하여 인슐린 분비를 촉진시킵니다. 이런 태아의 고인슐린혈증은 태아의 지방조직, 간, 심장 등 인슐린에 예민한 조직을 빠르게 성장시키고 특히 지방조직을 과다하게 만듭니다. 거대아(출생체중이 4,000g 이상)란 이런 인슐린에 민감한 조직의 증가된 성장으로 아기가 커지기 때문입니다. 거대아는 흉부 및 복부둘레가 머리둘레에 비하여 상대적으로 길고 피하지방층의 두께도 증가되어 불균등한 태아 성장을 나타냅니다(임신 30~34주 초음파를 통하여 관찰 할 수 있음).

■ 빈도

일반적으로 한국인 임신부의 거대아 발생빈도는 5~6%이지만 당뇨병임신부에서는 20~25%로 보고 되었습니다.

■ 문제점

거대아의 문제는 어깨가 걸리는 난산으로 분만 시 부상의 위험을 높이며, Erb's palsy 와 같은 출산 손상으로 이어질 수 있고, 제왕절개 분만율이 높아집니다. 또한 거대아 또는 부당중량아에서는 산소 요구량이 증가하기 때문에 산소 공급이 제한될 경우 저 산소증이나 질식이 쉽게 일어날 수 있습니다.

④ 호흡곤란증

과거 신생아 호흡곤란증은 신생아 사망의 주요 원인이었지만 최근에는 흔하지 않은 합병증입니다. 몇 해 전만 하더라도 산과의들은 사산을 막기 위해 당뇨병 여성의 분만 일을 예정일 보다 몇 주 앞당기는 것을 선호하였고 종종 분만 전 폐성숙도를 측정하지 않아 조산의 결과로 호흡곤란증이 오기도 하였습니다(그러나 이제는 대부분의 신생아들이 분만예정일 가까이에서 분만되고 있습니다).

태아의 폐 성숙은 태아 고인슐린혈증때문에 역시 지연될 수 있습니다. 최근 당뇨병임신부의 태아에서 폐성숙도 검사를 시행하였을 때 폐 표면활성체의 생성이 정상임신부에 비하여 차이가 없다는 보고가 있었습니다. 이는 대부분의 당뇨병임신부의 혈당조절이 정상 범위에 가깝게 이루어졌기 때문입니다.

⑤ 황달 (고 빌리루빈혈증)
신생아 황달의 원인은 조기분만과 태아 저산소증으로 인한 적혈구과다증으로 생각됩니다. 황달은 빌리루빈이라는 물질이 아이의 몸에 과다하게 축적되어 피부가 노랗게 되는 현상을 말합니다. 빌리루빈은 필요 없어진 아이의 적혈구가 분해되어 생기는 물질로 간에서 배설됩니다. 아이의 간이 충분히 성숙되지 않았다면 적혈구에서 생긴 빌리루빈이 간에서 배설되지 못하고 아이의 몸에 축적됩니다. 심한 황달은 아이에게 해롭기 때문에, 광선치료, 혈액교환 등의 방법으로 치료를 받아야 하며, 신생아 황달의 빈도는 15~30%로 임신부의 혈당조절 정도와 비례합니다.

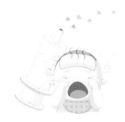

⑥ 저칼슘혈증, 적혈구과다증
혈당이 잘 조절되지 않은 당뇨병여성 신생아에게서 쉽게 관찰되어지는 저칼슘혈증의 원인은 아직 확실히 밝혀져 있지 않으나 임신부의 저마그네슘혈증에 의한 것으로 추측되고 있으며 당뇨병임신부의 약 8~22%에서 발생합니다. 적혈구과다증은 erythropoietin (모체의 인슐린 농도와 직접적으로 관련이 있음)의 증가와 관련이 있습니다.

⑦ 사산
사산은 철저한 당뇨병관리와 세심한 태아관찰로 감소될 수 있습니다.

2) 임신 중 - 엄마 측면
① 전자간증
위험한 결과를 초래할 수 있는 임신후기의 심각한 합병증으로 당뇨병여성에게 자주 일어납니다. 특히 당뇨병성 신증이 있는 임신부에서 가장 흔하고 심각한 합병증입니다.

■ 증 상

혈압이 올라가고 소변에서 알부민이 보이며 다른 증상으로는 시력장애, 두통, 갑작스런 체중증가가 있습니다. 이중 어느 것이라도 경험한다면 즉시 병원에 알려야 합니다.

■ 발생빈도

단백뇨의 정도에 따라 좌우되는데 단백뇨가 190mg/일 미만인 임신부에서는 7%, 단백뇨가 190~499mg/일인 임신부에서는 31%, 단백뇨가 500mg/일 이상인 임신부에서는 38%로 보고되었습니다.

■ 문 제점

이들 임신부에서는 임신성 고혈압 또는 만성 고혈압의 악화, 자궁내 태아 성장 지연에 의한 저 체중아, 태아상태의 악화로 인한 조산 등이 흔히 발생하고 신증이 없는 당뇨병임신부에 비하여 사산의 빈도가 10배 증가됩니다. 특히 조산과 사산의 원인은 당뇨병, 고혈압, 만성 단백뇨 등으로 인한 자궁 동맥의 동맥경화증으로 태아의 산소 공급이 제한되기 때문입니다.

② 케톤산혈증

케톤산혈증은 혈당이 잘 조절되지 않고 신체적 스트레스로 인하여 인슐린 요구량이 급격하게 증가되는 경우에 발생하며 태아 및 임신부에 나쁜 영향을 줍니다. 예로 감기나 방광염 같은 감염증은 인슐린 요구량을 증가시켜 케톤산혈증을 일으킬 수 있습니다. 당뇨병 여성은 아픈 날의 당뇨병 관리법을 숙지하고 감염증이 의심되면 즉시 의료진과 상의해야 합니다.

3) 분만 후 - 아기측면

① 신생아 저혈당

■ 정의

일반적으로 신생아는 출생이후에 혈당이 빠르게 낮아집니다. 저혈당증은 만삭분만 신생아에서는 혈장 포도당 농도가 35mg/dL 미만으로, 조기분만 신생아에서 25mg/dL 미만으로 정의하고 있습니다. 가장 일반적인 대사이상인 신생아 저혈당은 10~60%의 빈도를 보이며 보통 증상은 없으나 진전(tremor), 무관심(apathy), 창백(pallor), 무호흡(apnea), 또는 청색

증(cyanosis) 등이 나타나기도 합니다.

■ 이유

정상임신부의 신생아는 분만 후 태반으로부터 공급되던 포도당이 중단된 이후에 혈중 인슐린 농도가 저하되며 글루카곤 농도는 상승하고 저장되어 있는 지방을 이용하기 시작하여 케톤체의 생성이 증가됩니다. 하지만 당뇨병임신부의 신생아는 인슐린 농도가 지속적으로 높아지고 글루카곤 농도는 낮아 혈중 포도당 농도가 매우 낮아질 수 있습니다. 특히 조절이 안된 당뇨병 임신의 경우 태아는 정상성장과 발달을 위해 필요로 하는 것 보다 많은 양의 포도당, 아미노산, 지방 등의 영양소를 받게 되고 모체의 인슐린은 태아로 전달되지 못하므로 태아는 많은 양의 포도당과 모체순환으로부터 온 영양소를 사용하기 위해 부가적인 인슐린을 생산합니다. 분만 후

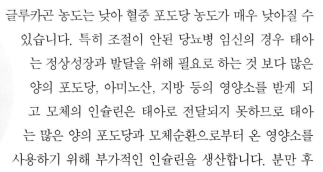

즉시 모체로부터 포도당공급은 사라지지만 태아는 과도한 양의 인슐린 생산을 계속하고 있으므로 출생 후 신생아는 저혈당에 빠지게 됩니다. 만약 아이의 저혈당을 적절하게 치료하지 않으면 아이에게 경련 등 심각한 문제가 발생할 수 있습니다. 특히 출생체중이 적은 신생아에서 저혈당증이 발생하면 신경학적 후유증과 발달장애의 위험성이 높아집니다. 신생아 저혈당증 역시 임신부의 혈당조절 정도와 연관이 있으므로 철저한 혈당조절로 저혈당증을 예방해야 합니다.

② 자녀의 비만증 또는 당뇨병 발생

태아의 과도한 성장과 고인슐린혈증은 자녀에서 발생하는 비만증 또는 당뇨병 발생의 원인으로 생각되어집니다.

당뇨병임신부의 자녀에서 비만도를 관찰한 연구를 보면 유아기에는 정상임신부의 자녀와 차이가 없지만, 6세 이후에는 비만증의 빈도가 높아진다고 보고되었습니다. Pima 인디안 임신부를 대상으로 한 연구에서 임신 중반기에 실시한 경구 당부하검사상 2시간 혈당과 자녀의 비만도를 조사하였을 때 2시간 혈당이 증가할수록 비만도가 증가하였습니다.

또 임신성당뇨병을 포함한 당뇨병임신부의 자녀 88명을 10~16년간 추적하였을 때 19.3%에서 내당능 장애(당뇨병 전 단계)가 발생하였습니다. 이는 대조군의 2.5%에 비하여 현저히 높은 빈도입니다. 그리고 양수의 인슐린 농도

가 정상 범위보다 높은 당뇨병임신부의 자녀는 내당능 장애가 33.3%에서 발견되었고, 양수의 인슐린 농도가 정상 범위인 자녀들의 내당능 장애 발생률은 3.7%이었습니다

또 자녀의 공복 시 인슐린 농도는 임신부의 2시간 혈중 농도가 증가할수록 높아짐이 관찰되었습니다. 당뇨병임신부에서 태어난 자녀들의 당뇨병 및 내당능 장애의 발생 위험은 훗날 당뇨병이 발생 하였지만 임신 중에는 정상이었던 임신부에서 태어난 자녀에 비하여 높았다고 보고하여 당뇨병 발생에 유전적 소인만이 아니라 임신부의 대사장애 또한 중요함이 지적되었습니다.

따라서 임신부의 고혈당은 자녀의 내당능 장애와 관계가 있으며 양수의 인슐린 농도로 측정한 태아의 인슐린 과다분비는 자녀의 내당능 장애를 예측하는 지표로 생각되어집니다.

당뇨병임신부에서 출생한 자녀의 신경-행동 발달과정을 추적 관찰하였을 때 임신부의 공복혈당과 당화 혈색소는 자녀의 신경-행동 발달과정을 측정한 척도와 의미있는 상관관계가 있었습니다. 또 4세 때의 지능과 임신부의 지질 대사의 척도사이에도 상관관계가 관찰되었습니다.

장기간의 추적연구에 따르면 제1형 당뇨병여성의 자녀에게서 제1형 당뇨병이 발생할 가능성은 2%이고 반대로 제1형 당뇨병 아버지의 자녀에게서 제1형 당뇨병이 발생할 확률은 6%로 보고되었습니다. 하지만 부모 모두 제1형 당뇨병을 가지고 있다면 자녀의 당뇨병 발생 가능성은 25~30%로 매우 높아집니다.

제2형 당뇨병 여성의 자녀에서 당뇨병이 발생할 확률은 아직 정확히 알려져 있지 않지만 인종과 비만 유무에 따라 좌우되는 것으로 보입니다. 일반적으로 당뇨병이나 내당능 장애의 발생률은 33%로 추산하고 있으며 대부분 성인이 되어서 발병합니다.

2-5 당뇨병 합병증과 임신

임신은 임신부의 신체에 여러 생리적 변화를 일으키는데 이러한 생리적 변화로 당뇨병의 만성 합병증이 악화될 수 있습니다. 따라서 혈관합병증이 있는 여성은 특별한 주의를 기울여야 하며 경험 있는 전문의의 도움을 받아야 합니다.

먼저 합병증 유무를 위해 임신 전에 전반적인 신체검사를 하고 임신에 영향을 줄 수 있는 문제들을 검사하고 문제가 있다면 임신을 하기 전에 해결합니다.

가벼운 신장질환인 경우라도 임신을 더욱 어렵게 하는 사항들에 대비해야 합니다. 만약 ACE 억제제를 복용하고 있다면 임신기간동안에는 아기의 신장에 해를 줄 수 있기 때문에 약제를 바꾸어야 합니다. 또한 당뇨병 합병증으로 눈에 문제가 있을 경우 임신하기 전에 반드시 치료하여야 합니다.

당뇨병으로 진행 중인 눈의 질환, 불안정한 심장 문제, 신부전, 소화에 영향을 주는 신경계 문제 등이 임신과 병행될 때 이 상황들이 악화되어 엄마와 아기의 생명을 위협할 수 있습니다.

임신성공 여부는 당뇨병을 가지고 있는 기간, 혈당조절 정도, 진단시 나이, 단백뇨 유무, 고혈압 유무 등이 영향을 미칠 수 있습니다. 혈관합병증이 동반된 임신부는 태반기능부전이 태아사망과 관계가 있어 태아사망의 위험성을 줄이기 위해 조기분만을 유도하는 방법이 시도되기도 합니다.

1) 당뇨병성 망막증을 가진 경우

Kroc연구에서는 혈당조절이 매우 빠르게 이루어졌을 때 망막증이 진행되는 것을 관찰하였습니다. 망막증이 있는 경우 혈당조절은 6~9개월의 충분한 시간을 가지고 이루어지도록 권장되고 있습니다. 망막증이 있는 여성은 임신 전에 안과검진을 자주하고, 눈에 대한 임신의 영향에 대해 상담을 받아야 합니다. 당뇨병 진단 후 5년이 경과한 제1형 당뇨병 여성과 제2형 당뇨병 여성은 정밀 안저검사가 필요하며 레이저 치료가 필요한 경우에는 임신 이전에 시행해야 하는데 이 이유는 임신기간에는 조영제 사용이 금지되기 때문입니다.

임신기간에 비증식성 망막증과 치료되지 않은 증식성 망막증의 악화가 일어날 수 있는데, 이 악화가 임신의 영향인지, 당뇨병성 망막증의 자연경과인지, 임신한 여성에게 흔히 일어날 수 있는 갑작스런 혈당 개선 때문인지는 확실하지 않지만 대부분의 경우 임신 중에 발생한 비증식성 망막증은 분만 후에 좋아집니다. 따라서 비증식성 망막증은 임신의 금기사항이 되지는 않습니다. 임신 전 비증식성 망막증이 있는 여성이 임신 중 망막증이 악화될 가능성은 16~50%입니다. 임신 전 광응고술을 받은 증식성 망막증 여성은 임신 중 망막증의 진행 가능성이 낮다고(5%이하) 보고 되었으나 어떤 연구에서는 63%의 임신부에서 망막증이 악화되었다는 보고도 있습니다.

망막증이 진행된다면 약간의 시력저하만 있을 뿐 성공적으로 치료될 수 있습니다. 그러나 임신 전에 증식성 망막증의 치료를 적절히 받지 못한 경우에는 임신 중에 악화되므로 레이저 광응고술을 받기 전까지 임신은 금기사항이 됩니다.

망막증은 분만 후 호전되기 때문에 임신 중 레이저 광응고술의 시행에 대해서는 논란이 있으나 망막 출혈의 위험이 높은 경우는 광응고술을 시행하기도 합니다. 증식성 망막증이 있는 임신부는 자연분만을 피하는 것이 좋고 많은 산과의들은 제왕절개에 의한 분만을 권장하고 있습니다. 고혈압은 임신 중 망막증을 악화시키는 중요한 인자입니다.

초기 안저 소견에 따른 임신 중 당뇨병성 망막증의 진행률

		당뇨병성 망막증이 악화된 임신부 수(%)		
연구자	임신부 수	정상	비증식성	증식성
Horvar 등	160	13/118 (11%)	11/35 (31%)	1/7 (14%)
Moloney&Drury	53	8/20 (40%)	15/30 (50%)	1/3 (33%)
Dibble 등	55	0/23 (0%)	3/19 (16%)	7/13 (54%)
Ohrt	100	4/50 (8%)	15/48 (31%)	1/2 (50%)
Rosenn 등	154	18/78 (23%)	28/68 (41%)	5/8 (63%)

2) 당뇨병성 신증

당뇨병임신부에서 당뇨병성 신증은 임신 성적을 좌우하는 중요한 인자입니다. 당뇨병 여성 중 임신 중에 처음으로 당뇨병성 신증을 발견하는 경우(27~61%)도 적지 않습니다. 국내의 보고에서도 제1형 당뇨병임신부 중 50%에서, 제2형 당뇨병임신부의 7%에서 당뇨병성 신증이 발견된다고 합니다.

당뇨병 진단 후 5년이 경과한 제1형 당뇨병 여성과 제2형 당뇨병 여성은 임신 전에 크레아티닌, 크레아티닌 청소율, 미세알부민뇨를 측정하기 위한 24시간 소변검사 등을 하여 신장이상 여부를 확인합니다.

당뇨병성 신증은 단백뇨〉300mg/24시간 또는 감소된 사구체여과율로 정의합니다.

신장질환의 자연경과에 대한 임신의 영향에 대해서는 아직도 일치된 의견이 없습니다. 일반적으로 기저 신장질환이 미미할 경우는 임신이 신기능의 저하를 가속시키는 것으로 보지 않습니다.

그러나 중증도의 신질환(혈청 크레아틴 : 1.7~2.7mg/dl, 150.3~238.7umol/l로 정의)을 가지고 있는 경우는 당뇨병성 신사구체병증의 자연 경과보다 빠르게 신기능의 저하를 경험합니다.

게다가 당뇨병성 신증은 시간이 경과할수록 나빠지는 경향이 있기 때문에 이 질환을 가진 여성은 투석이나 신장이식의 가능성이 있다는 것을 고려해야 합니다. 그러나 일반적으로 당뇨병성 신증을 가진 여성의 임신은 성공적인 편입니다. 연구보고에 따르면 당뇨병성 신증 임신부의 주산기 신생아 생존율은 89~100%에 이릅니다. 물론 임신 과정이 순탄하지만은 않습니다.

당뇨병성 신증이 있는 당뇨병 환자에서는 신증이 없는 환자에 비하여 관상동맥질환의 빈도가 2~4배 높은 것으로 알려져 있습니다. 따라서 당뇨병 여성 중 당뇨병성 신증이 있는 경우에는 임신 전에 자세한 병력과 함께 이학적 검사, 심전도를 시행해야 합니다.

ACE억제제는 임신 중에 금기이므로 혈압을 조절하기 위해서는 우선 메틸도파(methyldopa)를 사용할 수 있고 라베타롤(labetalol)도 흔히 사용됩니다.

당뇨병성 신증 임신부에서 주산기 사망, 사산 그리고 선천성 기형의 발생빈도

연구자	Kitzmiller	Grenfell	Reece	Pierce
지역	Boston	London	New Haven	California
연구기간	1975~1978	1974~1984	1975~1984	1986~1990
신생아 수	27	23	31	39
사산	2	0	2	1
신생아 사망	1	0	0	0
주산기 생존율	88.9%	100%	93.5%	97.4%
선천성기형	3(11.1%)	1(4.3%)	3(9.7%)	3(7.7%)

3) 당뇨병성 심질환

증상이 있는 허혈성 심질환, 울혈성 심부전증을 가진 여성은 이 증상이 모체의 사망위험을 높이기 때문에 임신을 하지 않도록 하는 것이 좋습니다.

4) 중증의 위부전 마비

중증의 위부전 마비가 동반된 당뇨병성 신경병증 여성은 심각한 구역, 구토, 저혈당, 고혈당 등의 증상이 모체와 간접적으로는 태아에게 영양문제를 일으킬 수 있습니다.

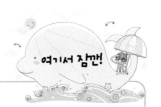

▶▶ 유산과 기형 쉬울까요?

당뇨병이 있는 여성이 임신을 하면 걱정부터 하시는데 그러실 필요 없어요. 임신이란 사실을 아실 때 부터라도 혈당관리가 잘 되시면 문제가 없어요. 우리 아가들이 만들어지는 시기는 임신 5주부터 10주까지 라지요?

초물초는 엄마들이 아가들에게 통요한 시기는 미리 준비하도록 알게 해둔 것 같아요. 게다가 아가들은 생존력이 강해서 혈당관리 조금 안되었다고 유산되고 기형아가 되지 않는 답니다. 물론 의료진이나 엄마들의 마음고생이 있긴 하지만요.^^ 제 말은 쓸데없이 아가를 지우시려는 행동을 하지 마시라는 거예요. 의료진이 잘 갖춰진 산부인과를 찾아 가세요. 아가의 심장소리도 들으시고 초음파로 조그맣게 생긴 아가도 보시고 엄마가 되시는 기쁨을 느껴보세요.

엄마가 우울해하면 아가도 안답니다.

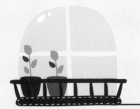

III. 임신성 당뇨병

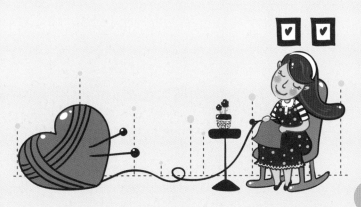

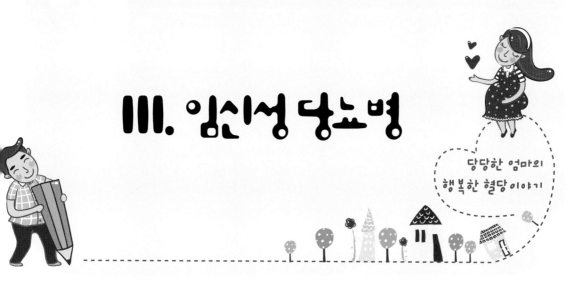

III. 임신성 당뇨병

당당한 엄마의
행복한 혈당 이야기

임신성 당뇨병으로 진단받으신 후 임신부와 가족 분들은 임신성 당뇨병이 어떤 것인지에 대해 의문점이 많으실 것입니다. 그 중 가장 많은 궁금증이 임신성 당뇨병이 무엇이며 왜 임신성 당뇨병에 걸리는지, 임신성 당뇨병이 다른 당뇨병과 무엇이 다른지, 당뇨병이 태아에게 나쁜 영향을 주는 것인지, 아가도 당뇨병에 걸리게 되는지, 임신성 당뇨병을 조절하기 위해 무엇을 할 수 있는지, 특별한 식사를 해야 하는지, 임신성 당뇨병 때문에 분만의 방법이나 분만의 시간이 바뀌는지, 분만 후 당뇨병을 계속 갖게 되는지 등에 대한 것일 겁니다.

본 장에서는 이러한 궁금증 이외에 임신성 당뇨병과 관련된 식사, 운동, 혈당 수치, 일반적 산과 관리들에 대해 알 수 있도록 도울 것입니다.

3-1 정의

임신성 당뇨병은 임신 중에 발생하는 대사성 질환입니다. 심한 정도에 상관없이 임신 중에 발생하였거나, 발견된 당대사 장애로 임신으로 인한 생리적 변화에 의해서 임신 후반기에 발견되는 당뇨병의 한 형태를 말합니다. 임신 시에는 태반에서 분비되는 호르몬의 영향으로 혈당이 높아지는 경향을 보이며 일부 임신부는 혈당이 비정상적으로 높게 증가합니다. 우리 나라의 경우 임신성 당뇨병은 임신부의 3~5%에서 발생한다고 알려져 있습니다.

임신 이전에 당뇨병이 있었는데 모르다가 임신 중에 처음 진단 받은 경우에는 현성 당뇨병이라 하고, 인슐린 치료가 필요한지 여부, 분만 이후 당뇨병이 지속하는지 여부에 상관없이 임신 기간 중 처음으로 발견되면 임신성 당뇨병으로 진단합니다.

3-2 이유

왜 임신기간동안 그것도 중반기 이후에 혈당이 올라갈까요?

임신 중에 태반에서 많은 호르몬이 분비되고 이 호르몬은 태아의 성장에 중요한 역할을 합니다. 하지만 이 호르몬은 임신부의 몸에서 분비되는 인슐린의 작용을 억제하게 되어 임신성 당뇨병 발생에 중요한 역할을 하는 것으로 알려져 있습니다. 인슐린의 작용이 억제되는 현상을 인슐린저항성이 증가된다고 하는데 모든 임신부에서 인슐린저항성이 증가되는 현상을 관찰할 수 있습니다. 임신성 당뇨병은 임신 때 증가하는 인슐린요구량을 췌장에서 충분히 분비할 수 없는 여성에게서 발생한다고 이야기 할 수 있습니다. 인슐린이 부족하기 때문에 혈액 속의 당을 세포 내로 이동시키기 어려워지고 이로 인하여 혈당이 증가하게 되는 것입니다.

여기서 잠깐!

태반은 엄마로부터 태아에게 영양분과 물을 공급하며 임신을 유지하는데 필요한 다양한 호르몬을 제공합니다. 그러나 이런 호르몬, 특히 프로게스테론, 코티졸, 락토겐, 프롤락틴과 같은 태반호르몬은 인슐린의 작용을 방해합니다.

이러한 인슐린저항성은 일반적으로 임신중반기(임신 20주~24주)에 시작되는데 이 시기부터 태반의 성장에 따라 이러한 호르몬들이 더욱 많이 생산되어 이에 따라 인슐린저항성도 커지게 되는 것입니다. 따라서 임신성 당뇨병 검사는 보통 인슐린저항성이 증대되는 임신24~28주에 시행됩니다. 대부분 여성의 췌장은 이러한 인슐린저항을 극복할 수 있으나 췌장이 만들어 낼 수 있는 최대한의 인슐린을 만들어 내도 태반호르몬의 작용을 극복하기에 부족한 여성에게 임신성 당뇨병이 생깁니다.

만약 임신부의 혈액에서 모든 태반호르몬을 제거할 수 있다면 인슐린저항성이 줄어들 것이고 이러한 현상은 사실 분만이 이루어지면 자연스럽게 해결됩니다. 그러나 이러한 사실은 분만 후에도 임신과 같이 혈당을 올리는 인자가 있다면 혈당이 올라갈 가능성이 많다는 것을 시사합니다.

■ 다른 당뇨병과의 다른 점

임신성 당뇨병은 어린 아이나 젊은이들의 췌장에서 인슐린이 매우 적거나 전혀 분비되지 않는 제 1형(인슐린 의존형)당뇨병, 또는 인슐린은 어느 정도 나오나 상대적으로 부족하여 혈당이 올라가는 제 2형(인슐린 비의존형) 당뇨병과는 성격이 다릅니다. 사실 임신성 당뇨병 임신부는 임신하지 않은 여성보다 혈액 속에 인슐린을 많이 가지고 있습니다. 다만 태반에서 만들어지는 여러 호르몬에 의해 인슐린의 효과가 방해를 받고 이에 대항하여 인슐린을 더 분비하지 못하기 때문에 생깁니다. 따라서 분만 이후 태반에서 나오는 인슐린을 방해하는 호르몬이 사라지면 혈당은 다시 정상으로 돌아옵니다. 따라서 임신과 병행하는 당뇨병이라고 보시면 됩니다.

3-3 누가 잘 걸리나요?

비만, 고혈압, 당뇨병 가족력, 거대아 출산력, 기형아 또는 사산아 출산력, 양수과다증 (polyhydramnios) 등과 같은 위험인자들이 있다면 임신성 당뇨병의 가능성이 증가하고 35세 이상된 여성들은 나이가 보다 적은 여성에 비해 높은 위험요인을 가지게 됩니다. 이 밖에 임신 전 운동여부, 임신 중 체중증가량도 영향을 미칠 수 있습니다.

3-4 태아에게 미치는 영향

1) 단기적 영향

아이는 태반을 통해서 임신부로부터 영양소를 공급 받아 성장-발육하기 때문에 임신부에게 일어난 혈당의 이상은 태아에게 나쁜 영향을 미칠 수 있습니다. 임신초기 혈당의 이상은 선천성 기형의 발생을 증가시키고, 임신중기 혈당의 이상은 중추신경계 발달에 장애를 줄 수 있으며, 임신후기 혈당의 이상은 태아의 체형 및 당대사에 이상을 초래할 수 있습니다.

적극적인 임신성 당뇨병 관리에도 불구하고 임신성 당뇨병 임신부의 거대아 발생률은 아직 2~3배 높게 관찰되고 있습니다. 이론적으로 임신성 당뇨병은 임신 후반기에 발생하므로 선천성 기형과는 관계가 없으나 일부 임신성 당뇨병 임신부 중에는 임신 전부터 당뇨병이 있었을 가능성도 있으므로 이들 임신부에서 선천성 기형의 위험이 높을 수 있습니다.

정상 임신부의 주산기 사망률은 1.5%, 임신성 당뇨병을 치료하지 못한 임신부의 주산기 사망률은 6.4%로 보고되고 있습니다. 한국인 임신부의 거대아 발생 빈도는 5~6%, 임신성 당뇨병 임신부에서는 약 16%로 보고되고 있습니다.

혈당 조절이 안되었을 경우 임신성 당뇨병 임신부의 신생아에게 발생될 수 있는 문제는 거대아, 출생 시 손상, 저혈당증, 저칼슘혈증, 고빌리루빈혈증, 적혈구과다증, 신생아 호흡곤란증 등입니다. 현재 모든 임신부를 대상으로 임신성 당뇨병 선별검사가 시행되고 적극적인 관리로 임신성 당뇨병 임신부의 주산기 사망률은 정상 임신부와 차이가 없게 되었습니다. 임신성 당뇨병의 합병증은 예방과 관리가 가능하므로 임신성 당뇨병으로 진단이 내려지자마자 혈당 범위를 엄격하게 조절해야 합니다. 최근 임신성 당뇨병 임신부를 대상으로 예방적 인슐린 치료, 자가혈당 측정 등으로 임신 중 혈당을 철저하게 조절한 연구를 보면 거대아 발생률을 현저히 감소시킬 수 있었습니다.

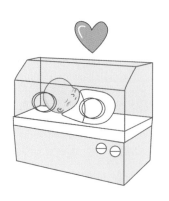

① 거대아

엄마의 혈당이 높으면 태아의 췌장은 높은 포도당을 감지하여 높은 포도당을 사용하려고 보다 많은 인슐린을 생산합니다. (태아의 고인슐린혈증) 이때 태아는 잉여분의 포도당을 지방으로 바꾸어 저장합니다. 임신부가 임신성 당뇨병을 가지고 있어도 태아는 필요한 인슐린을 생산해 낼 수 있습니다. 엄마로부터 받은 고혈당의 혈액과 태아의 높은 인슐린이 만나 지방을 많이 축적하게 되는데 이것이 태아가 크게 자라는 "거대아"의 원인이 되는 것 입니다.

이는 임신성 당뇨병 임신부가 당면하는 가장 흔한 문제이며, 거대아는 난산(shoulder dystocia 등)이나 출생 시 손상의 위험을 높입니다. 거대아가 확실하다면 분만 과정에서 여러 합병증이 발생할 수 있기 때문에 자연분만보다 제왕절개 분만이 안전할 수 있습니다. 따라서 분만 전에 초음파 검사를 통해 안전한 분만 방법을 결정해야 합니다.

② 저혈당

출산 후 아기의 인슐린 수치는 계속 높은데 엄마로부터 받았던 고혈당의 혈액이 더 이상 공급 되지 않으면 아기의 혈당은 매우 낮아지게 됩니다. 만약 아기의 저혈당을 적절하게 치료하지 않으면 경련 등 심각한 문제가 발생할 수 있습니다. 아기가 태어나면 혈당을 측정하고 혈당이 낮으면 즉시 설탕물을 먹이고 자주 혈당을 측정해야 합니다. 경우에 따라서는 아기의 정맥으로 포도당 공급이 필요한 경우도 있습니다. 만일 엄마의 혈당이 분만 전 24시간 동안 정상이었다면 아기에게 올 수 있는 저혈당의 문제는 오지 않을 것입니다.

③ 황달

임신성 당뇨병 임신부에서 태어난 아기의 또 다른 문제점은 황달입니다. 황달은 아기의 혈액에 있는 부수적인 적혈구가 파괴되어 빌리루빈이라는 물질이 방출되었을 때 일어납니다. 빌리루빈은 피부를 노랗게 변하게 하는 색소입니다. 약간의 황달은 일반적으로 많은 신생아에게 보입니다. 하지만 심한 황달은 아기에게 해로울 수 있으며 색소를 제거하는 특수 광선치료가 필요하고 매우 심할 경우 교환수혈이 필요합니다. 또 임신성 당뇨병 임신부의 아기는 저칼슘혈증과 저마그네슘혈증이 생기는 경우가 증가합니다.

④ 호흡곤란증

거대아 또는 부당 중량아에서는 산소 요구량이 증가하기 때문에 산소 공급이 제한될 경우 저산소증이나 질식이 쉽게 일어날 수 있습니다. 또한 호흡 곤란증은 조산아에게 흔히 발생하며 아기의 폐가 스스로 호흡할 정도로 충분히 성숙되지 않았을 경우에 발생합니다.

2) 장기적 영향

임신성 당뇨병을 관리하시는 동안 "혹시 내 아이가 당뇨병을 가지게 될까?"라는 의문을 가장 많이 가지셨을 것입니다. 임신성 당뇨병은 소아 당뇨병(제1형)과는 연관이 크지 않습니다. 임신성 당뇨병 임신부가 임신 기간 중 혈당 조절에 실패할 경우 아기는 인생 후반기에 제2형 당뇨병이 발생할 위험 인자를 가지게 되며 출생 후 몇 해는 큰 차이가 없다가 만 4~5세부터 서서히 비만이 되기 시작합니다(소아비만).

어느 연구에서는 자녀들이 사춘기에 비만이 될 가능성이 높고, 이후 내당능 장애의 위험이 높다고 보고하고 있고, 피마 인디안을 대상으로 한 연구에서는 임신성 당뇨병을 포함한 당뇨병임신부 자녀가 20~24세가 되었을 때 제2형 당뇨병의 발생률이 45%나 된다고 보고하였습니다.

임신성 당뇨병을 포함한 당뇨병임신부의 자녀 88명을 10~16년간 추적하였을 때 19.3%에서 내당능 장애(당뇨병 전 단계)가 발생하였습니다. 이는 대조군의 2.5%에 비하여 현저히 높은 빈도입니다.

Pima 인디안 임신부를 대상으로 한 연구에서 임신중반기에 실시한 경구당부하검사의 2시간 혈당과 자녀의 비만도를 조사하였을 때 2시간 혈당이 증가할수록 비만도가 증가함이 관찰되었습니다. 또 자녀의 공복 시 인슐린 농도도 임신부의 2시간 혈중 농도가 증가할수록 높아짐이 관찰되었습니다. 결론적으로 임신부의 고혈당은 자녀의 내당능 장애와 관계가 있으며 태아의 인슐린 과다분비는 자녀의 내당능 장애를 예측하는 지표로 생각되어집니다.

3-5 모체에게 미치는 영향 (주산기합병증)

임신성 당뇨병은 사산, 출생 시 손상 등 산과적 합병증의 발생이 자주 관찰되고 주산기 사망율이 높기 때문에 산과적으로 중요한 질환입니다. 그러나 임신부에서 인슐린 치료가 가능해지고 임신 기간에 발생되는 생리적 변화, 특히 포도당 대사의 변화가 밝혀지면서 임신성 당뇨병 임신부에서 발생되는 산과적 합병증과 주산기 사망은 감소하기 시작하였습니다. 현재는 주산기 사망률이 정상 임신부와 거의 차이가 없습니다.

그러나 임신성 당뇨병을 진단하지 못하였거나 적절한 치료를 받지 못했을 경우에는 양수과다증, 임신성 고혈압(자간증 포함), 신우신염, 조산, 수술적 분만으로 인한 합병증이 생길 수 있습니다.

또한 대부분의 임신성 당뇨병 임신부는 자연 분만이 가능하지만 혈당조절이 안 되어 자연분만하기에 아기가 너무 커서 난산의 위험이 있고, 분만 시 신생아의 부상 위험이 높고 초음파 결과 아기가 커서(거대아) 임신부의 산도가 이를 감당하지 못할 것이라고 판단이 되면 수술을 권유합니다. 임신 중독증은 약 5%의 임신부가 발생 확률이 있으며, 임신 후반기에 발생하는 갑작스런 고혈압은 단백뇨와 관련이 있고 임신 중독증이 발생하면 분만이 앞당겨집니다.

이러한 산과적 합병증은 진단이 내려지자 마자 혈당 범위를 엄격하게 조절하므로써 예 방할 수 있습니다.

1) 다음 임신 시 재발율

한 번이라도 임신성 당뇨병이 있었던 여성은 다음 임신 때에 임신성 당뇨병이 될 위험이 높습니다. 나이가 계속 증가하므로 체중감소, 운동 등의 특별한 변동 사항이 없다면 거의 걸리게 됩니다. 분만 후 정상 혈당을 보인 임신성 당뇨병 여성이 다음 임신 때 임신성 당뇨병으로 진단될 가능성은 약 50~60%로 추산되고 있으며, 재발율은 체중조절, 운동 여부에 따라 달라지게 됩니다.

전에 임신성 당뇨병 임신부였던 경우는 다음 임신 첫 3개월 동안에 반드시 임신성 당뇨병을 위한 검사를 하여 적절한 관리를 받는 것이 중요합니다.

2) 분만 후 당뇨병으로 진행하는 확률

대부분의 임신성 당뇨병은 분만 후 즉시 사라집니다. 그러나 일부 여성은 분만 후 내당능 장애나 당뇨병이 지속되는 경우가 있습니다. 따라서 아기를 분만한 후 6주~12주 사이에는 정밀한 경구 당부하검사로 혈당이 어느 범주인지 확인해야 합니다. 그리고 가능한 매 년 검사하여 혈당의 상승정도를 확인하는 것이 당뇨병 예방에 큰 도움이 됩니다.

임신성 당뇨병 임신부의 당뇨병 발생률은 분만 후 1년 이내에 15%이고 이 후 매년 5%의 여성에서 당뇨병이 추가로 발생하는 것으로 알려져 있습니다.

라틴계 여성을 대상으로 한 다른 연구에서는, 분만 후 정상 혈당을 보인 여성의 47%에서 5년이내에 당뇨병이 발생한다고 보고하였습니다. 우리 나라의 경우는 분만 후 5년이 되면 약 35%, 분만 후 10년이 되면 약 44%의 여성이 당뇨병에 이환되는 것으로 보고 되고 있습니다. 제2형 당뇨병 발생의 위험은 공복 혈당이 높은 경우, 나이가 많은 경우, 임신 24주 이전에 임신성 당뇨병 진단을 받은 경우, 임신 중 인슐린 치료를 받을 만큼 혈당이 높은 경우, 당뇨병의 가족력이 있을 경우 입니다.

당뇨병 예방은 꾸준한 식사요법, 운동, 체중관리입니다. 당뇨병을 예방해 주는 특별한 약물이 있는 것이 아니고, 약물이 있다고 하더라도 일생동안 복용하는 것은 어려울 것입니다. 따라서 일상생활에서 건강한 삶을 유지하기 위한 좋은 생활습관을 만들어 가는 것이 보다 중요합니다.

3-6 진단

임신성 당뇨병으로 인한 합병증을 예방하기 위해서는 임신성 당뇨병의 조기 발견이 중요한데 임신성 당뇨병의 위험인자로 알려진 나이, 비만, 거대아 분만력, 요당 검출, 당뇨병 가족력 등과 임신성 당뇨병의 발생은 잘 일치하지 않습니다. 더구나 임신성 당뇨병은 특이한 증상이 없기 때문에 혈당 검사없이 발견하기는 매우 어렵습니다. 과거에는 소변에서 검출된 당을 검사하여 임신성 당뇨병을 의심하였으나, 임신성 당뇨병이 아닌 임신부에서도 소변에 당이 나올 수 있고, 임신성 당뇨병 임신부에서는 소변에 당이 안 나올 수 있기 때문에 소변검사는 부정확합니다. 현재는 보다 정확한 검사인 혈액으로 검사하고 있습니다. 따라서 모든 임신부는 임신성 당뇨병 선별검사를 받는 것이 바람직합니다.

■ 방법

임신성 당뇨병 선별검사는 임신부가 임신 24주전에 내당능 장애를 가졌다고 할 만한 증거가 없다면 인슐린저항성이 시작되는 임신 24~28주 사이에 시행하게 됩니다. 그러나 과거나 또는 최근에 내당능장애로 추정할 만한 사실이 있는 여성은 임신주수와 관계없이 즉시 선별검사를 받습니다. 공복 혈당이 126mg/dL 이상 또는 무작위 혈당이 200mg/dL 이상인 경우는 당뇨병 상태이므로 임신주수와 관계없이 즉시 추가 검사를 받아야 합니다.

1) 선별검사

선별검사로는 50그람 경구 당부하검사가 있습니다. 이 검사를 위한 특별한 준비는 없으며 금식해야 할 필요도 없습니다. 검사는 시간이나 식사에 관계없이 50그람의 당을 마신 후 1시간 후의 혈장 포도당농도를 측정하는 것입니다. 선별검사에서 한계치 (130(140)mg/dL)미만의 결과를 나타낸 임신부는 임신성 당뇨병을 가지고 있지 않음을 알 수 있으며 더 이상의 검사가 필요하지 않습니다.

(임신성 당뇨병 임신부의 약 10%는 선별검사 결과가 130~139mg/dL에 해당되므로 고위험 임신부가 많이 내원하는 센터에서는 임신성 당뇨병 선별검사 한계치를 130mg/dL로 사용하기도 합니다.)

선별검사에서 한계치 이상의 결과(양성 반응)를 나타낸 임신부는 임신성 당뇨병의 가능성이 있으므로 임신성 당뇨병 진단검사인 100그람 경구당부하검사를 시행합니다(선별검사와 진단검사에 자가혈당 측정기를 이용한 방법은 부정확하므로 사용하지 않습니다).

2) 진단검사

현재 임신성 당뇨병의 진단은 100g경구당부하검사를 사용하여 Carpenter & Coustan 진단기준으로 합니다.

100그람 경구당부하검사

1. 검사 전 8시간에서 12시간 동안 물 외에 다른 어떤 것도 마시거나 먹지 않아야 하며, 검사는 호르몬의 영향을 받으므로 오전에 시행합니다. 금식기간이 14시간을 초과하지 않도록 합니다.

2. 검사 전 적어도 3일 이상은 식사 및 활동을 제한하지 않는 것이 좋으며, 식사는 탄수화물(〉150 g/일)이 충분히 포함되어야 합니다.

3. 공복상태의 혈당이 측정되고, 그 다음 100그람의 설탕물을 마십니다.
   혈액은 설탕물을 마신 후 1시간, 2시간, 3시간에 정맥혈을 채혈하여 혈장 포도당 농도를 측정합니다.

4. 검사기간 중에 담배는 금하며 검사 종료 시까지 앉아 있어야 합니다.

5. 경구 당부하검사시 사용하는 포도당 용액은 농도가 높기 때문에 복용 후 미식거리거나 구토를 할 수 있습니다. 이를 예방하려면, 포도당 용액을 5분간에 걸쳐서 천천히 마시도록 하는 것이 좋으며 공복 시간이 너무 길지 않도록 합니다.

6. 검사가 끝나면 간단한 스넥이나 음료수를 마시도록 합니다.

■ 진단기준

아래 4개의 수치 중 2개 이상이 한계수치보다 높으면 임신성 당뇨병으로 진단합니다.

	Carpenter & Coustan 진단기준
공 복	95mg/dL
1시간	180mg/dL
2시간	155mg/dL
3시간	140mg/dL

내당능 장애의 가능성이 있는데 임신 24~28주의 선별검사에서 정상으로 나온 경우 32주 이후에 선별 검사를 다시 시행할 수 있습니다.
특히 24~28주의 진단검사에서 한 개의 수치만 높은 경우는(one abnormal value) 32주 이후에 진단검사를 다시 시행하는 것이 바람직합니다.

임신성 당뇨병을 위한 선별, 진단 검사

대 상	시 기	검사의 종류
모든 임신부	임신 24~28주	50그램포도당 섭취 후 1시간후의 혈당 (50그램 선별검사)
선별검사에 양성인 임신부	임신 24~28주	100그램 3시간 경구 당부하검사
임신성 당뇨병으로 진단받은 임신부	분만 6~12주	75그램 경구 당부하검사

▶▶ 임신성당뇨병 진단기준이 변경되어요!

전 세계 16개 센터, 25,000 명의 임신부 대상으로 한 HAPO연구로 현재의 진단기준보다 다른 진단기준의 필요성이 제기되었어요. 대한당뇨병학회에서도 새로운 진단기준을 받아들여 사용하고 있습니다.
새로운 진단기준은 아래와 같아요.

임신 24-28주 사이에 시행한 2시간 75g 경구당부하검사 결과 다음 중 하나 이상을 만족하는 경우 임신성 당뇨병으로 진단할 수 있다.

- 공복 혈장 혈당 ≥ 92 mg/dL
- 당부하 1시간 후 혈장 혈당 ≥ 180 mg/dL
- 당부하 2시간 후 혈장 혈당 ≥ 153 mg/dL

3-7 관리

1) 필요성
정상 임신부의 주산기 사망률은 1.5% 정도로 보고되고 있고 임신성 당뇨병을 치료하지 못한 임신부의 주산기 사망률은 6.4%로 보고되고 있습니다. 반면에 적극적인 관리를 한 임신성 당뇨병 임신부의 주산기 사망률은 정상 임신부와 차이가 없습니다.

2) 목적
임신성 당뇨병과 관련된 대사장애를 개선하고 적절한 산전관리와 태아감시를 제공하여 현재와 미래에 합병증이 없는 건강한 아기가 태어나도록 하는 것입니다.

3) 임신기간 중 혈당 목표
- 공　　　복 : 65~90mg/dL
- 식 후 1시간 : 100~140mg/dL
- 식 후 2시간 : 85~120mg/dL

임신성 당뇨병 임신부의 상당수는 식사와 운동으로 혈당조절이 가능합니다. 보통은 산과 전문의와 당뇨병교육자, 영양사, 내분비내과 전문의가 포함된 당뇨병교육팀이 임신부의 관리를 돕습니다. 그리고 분만 후 아기의 합병증을 관리하기 위해서 소아과 전문의가 필요합니다. 당뇨병교육팀은 혈당을 적절하게 유지하기 위해 처방된 식사 양을 교육하고 임신부 스스로 집에서 혈당을 측정할 수 있도록 자가혈당 측정방법을 알려드릴 것입니다.

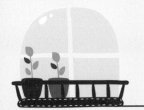

IV. 임신 중 당뇨병 관리

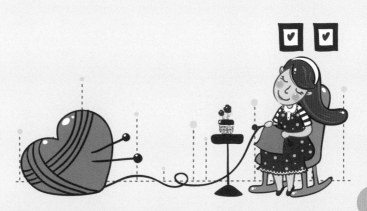

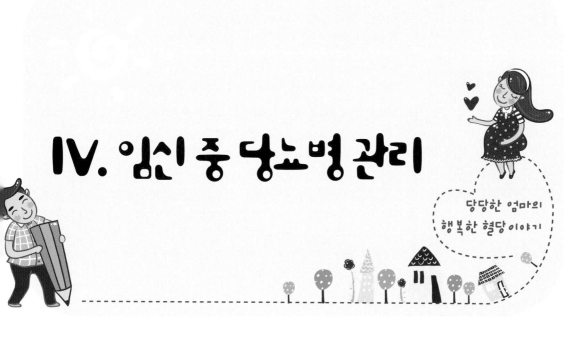

IV. 임신 중 당뇨병 관리

당당한 엄마의
행복한 혈당 이야기

4-1 목적

당뇨병으로 인하여 발생할 수 있는 합병증을 사전에 예방하거나 조기에 발견하여 치료하며 신생아를 건강하고 안전하게 분만하기 위함입니다.

4-2 혈당조절

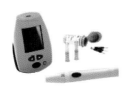

혈당조절 정도와 신생아 체중사이에는 상관관계가 높습니다. 불충분한 치료는 거대아를 발생시키고 과도한 치료는 부당경량아(SGA-제 주수보다 적은 아이)를 발생시킬 수 있습니다. 공복 및 식후 혈당의 평균치가 87mg/dL 미만일 때 부당경량아의 발생빈도가 2.5배로 증가합니다. 철저한 혈당조절을 위해서 당뇨병 전문의, 산과 전문의, 소아과 전문의, 교육간호사, 영양사 등으로 구성된 당뇨병 관리팀과 긴밀한 협조가 필요하며 당뇨병 여성은 혈당 조절의 주체가 되어야 합니다.

철저한 혈당조절이란 정상 범위의 혈당을 유지하는 것입니다. 정상 여성에서는 임신 중기 이후에는 공복과 식전 혈당이 다소 낮아지기 때문에 공복, 또는 식전 혈당이 65~90mg/dL, 식후 혈당이 120m/dL를 초과하지 않습니다. Kitzmiller 등 연구자들은 식사 전 혈당을 60~100mg/dL(3.3~5.6mmol/l), 식후 1시간 혈당을 100~140mg/dL(5.6~7.8mmol/l)로 유지할 것을 주장했는데, 이는 이 수준으로 임신 전과 임신초기의 혈당을 조절 했을 경우 신생아 선천성기형률이 비당뇨병여성(약2%)과 비슷했기 때문입니다. 혈당을 가능한 한 이상적으로 유지함으로써 아기의 결손을 당뇨병이 없는 엄마의 아기처럼 낮출 수 있습니다.

1) 혈당 목표

공복 시 혈당이 95mg/dL, 식후 1시간 140mg/dL 이하, 식후 2시간 혈당이 120mg/dL 이하로 유지하는 것입니다.

2) 혈당 조절 확인

혈당조절 정도는 혈당, 케톤뇨, 당화혈색소 등을 측정하여 평가합니다. 혈당에 관련된 검사중 현재 널리 사용되는 방법은 공복 혈당/식후2(1)시간 혈당, 당화혈색소, 그리고 자가혈당 측정법입니다. 특히 인슐린 치료가 필요한 경우라면 하루 4~5회의 자가혈당 측정이 바람직합니다. 공복, 취침 전, 식후 혈당을 측정하여 속효성 인슐린의 효율을 평가합니다. 새벽 3시의 혈당은 무증상의 저혈당증을 발견하거나 이해할 수 없는 공복 고혈당을 평가하는데 도움이 됩니다. 당화혈색소 농도는 임신 중 일정간격을 두고 측정하는데 정상임신부의 당화혈색소 농도는 임신 중기에 낮아지고 임신 말에는 다시 증가하는 경향을 보이기 때문에 당뇨병임신부의 당화혈색소 농도 측정 시 이를 고려합니다.

3) 인슐린 주사

혈당 목표를 달성하기 위해 여러 인슐린 주사법이 사용될 수 있습니다. 대부분의 당뇨병 임신부는 하루 3~4회의 인슐린 주사로 혈당을 조절할 수 있습니다 (중간형+초속효성 또는 초속효성 인슐린을 아침 식전에, 초속효성을 점심 또는 저녁 식전에, 중간형을 취침 전에 주사).

인슐린 펌프를 이용한 인슐린 주사법은 식전 저혈당의 위험을 줄일 수 있고 식후 혈당의 증가를 쉽게 조절할 수 있어 혈당의 기복이 심한 경우와 심한 저혈당을 자주 경험하는 임신부에서 사용할 수 있습니 다. 인슐린 펌프를 사용하는 경우에는 인슐린 공급이 중단됨으로써 일어날 수 있는 부작용을 피하기 위해 집중적인 교육을 받아야 합니다. 임신 중 인슐린 요구량의 변화에 맞추어 인슐린 주사량을 조정하기 위해서는 식사시간과 양, 활동량을 일정하게 유지하는 것이 중요합니다.

인슐린 요구량은 현재 체중, 임신 주 수, 혈당, 식사 양 등을 고려하여 결정하는데 일반적으로 인슐린 요구량은 임신 전에 0.6U/kg/일, 임신 6주에 0.7U, 임신 16주에 0.8U, 임신 26주에 0.9U, 임신 36 주 에 1.0U로 계산합니다. 이상 체중의 150%를 초과하는 경우 인슐린저항성으로 1.5~2.0U이 필요할 수도 있습니다. 임신 초기에는 저혈당의 빈도가 증가하므로 주의를 기울여야 합니다. 저혈당증의 84%가 임신 20주 이내에 발생하며 77%가 취침 중에 발생합니다. 특히 제 1형 당뇨병 여성 중 대응조절 기능에 장애가 있는 여성은 저혈당증의 빈도가 높아집니다.

Tip

같은 임신기간이라고 해서 혈당이 다 같은 비율로 올라가지는 않아요. 당뇨병을 가지고 있는 임신부인 경우 임신 10주까지는 혈당의 굴곡이 심해서 혈당의 고저가 심해지는 예측불허의 시기가 있고요. 이 시기에는 저혈당도 자주 일어나요. 그러다가 임신 20주가 되면 슬슬 혈당 상승의 발동이 걸리지요. 임신성 당뇨병 검사하는 시기인 임신 24주~28주가 지나면 혈당은 본격적으로 상승가도를 달립니다. 아가를 키우는 호르몬들이 혈당을 많이 올려주기 때문입니다. 33주까지는 특히 혈당이 가파르게 올라간다고 느끼실 거에요.

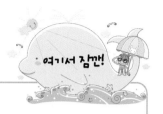

여기서 잠깐!

▶▶▶ 엄마의 수칙

엄마가 아가가 만들어지는 동안 무엇인가를 해 둘 수 있는 건 임신 기간뿐입니다. 우리가 아기에 대한 계획을 머리 속에 그리잖아요. 그 동안에서 아가의 심장, 췌장, 모든 장기와 기관이 정상적으로 발달하기 위해서 엄마가 이 시기에 해 둘 수 있는 것을 먼저 하는 거예요. 그것이 바로 건전한 식사 요법이에요. 그리고 마음의 관리이고요. 방긋방긋 웃는 아가를 원하세요? 임신기간에 많이 웃으시고 푸근하고 넓은 마음을 가져보세요. 그리고 혈당은 이유없이 올라가지 않아요. 반드시 이유가 있어요(물론 눈을 잘 닦고 혈당을 재셔야 겠지요. 간혹 눈을 안닦고 재신 후에 많이 올라갔다고 걱정하시는 산모님들이 많이 계세요^^).
임신호르몬 때문이 아니라 다른 이유가 있다면 반드시 찾아보세요...

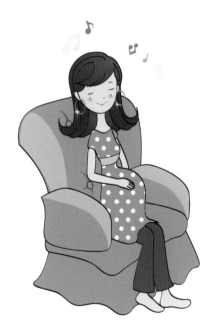

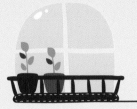

V. 관리의 실제

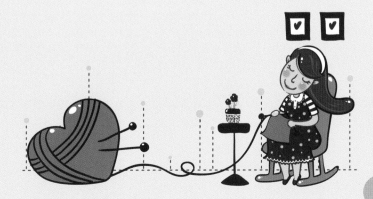

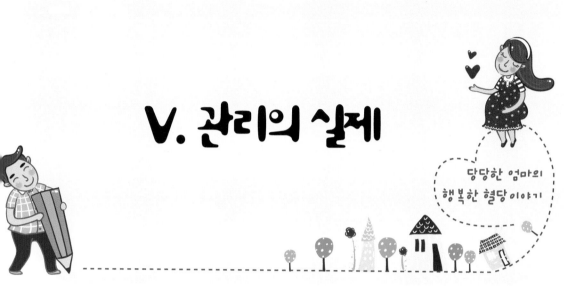

V. 관리의 실제

당당한 엄마의
행복한 혈당 이야기

5-1 임신 중 체중증가

1) 임신 중 체중증가

① 임신초기

태아 무게의 증가는 하루 1g이 넘지 않을 정도로 적고 임신부의 체중도 큰 변화가 없습니다. 약 1~2kg의 증가가 보통입니다. 하지만 임신부의 신체는 크게 변합니다. 유방과 자궁이 커지고 혈액량이 늘어나고 태반과 양수가 생깁니다. 임신부의 체내 지방층도 빠르게 늘어나기 시작하고 허리, 등, 허벅지의 지방층이 굵어지기 시작합니다. 임신초기 체중증가의 대부분인 체지방의 축적은 임신부와 태아에게 필요한 에너지를 저장하는 의미를 가지고 있습니다.

② 임신 중반기 이후

태아의 무게는 임신초기의 10배 이상의 속도로 늘어나고 체중증가의 상당한 부분을 차지하게 됩니다. 체중은 보다 빠른 속도로 늘게 되어 1주일에 약 0.4~0.5kg의 체중이 늘어나는 것이 보통입니다.

2) 적절한 체중증가

임신부의 체중증가는 태아의 성장이 충분하도록 해야 하는데 건강한 아기를 분만하기 위한 임신부의 체중증가량은 매우 다양합니다. 전체 체중증가량뿐 아니라 체중증가량의 변화에도 관심을 가져야 합니다. 임신 중기와 후기에 임신부의 체중은 일주일에 1lb(0.3~0.5 kg)씩 증가하는 것이 바람직합니다. 만일 체중증가가 많았다면 이후에는 일주일에 약 300g(1.2kg/월)의 체중증가만을 유지해야 혈당을 정상으로 회복할 수 있습니다. 과도한 체중증가는 태반에서 생산되는 호르몬과 같은 인슐린 저항작용이 있어서 혈당을 높게 만들기 때문입니다. 정상체중의 임신부가 0.9kg/달 이하, 또는 3kg/달 이상의 체중변화를 보인다면 주의를 기울여야 합니다. 정상체중이나 저체중의 임신부에서는 체중증가를 위해, 비만한 여성은 체중유지나 최소의 체중증가를 위해 적절한 열량이 필요하며 최적의 체중증가 정도는 임신 전의 체중에 따라 결정됩니다.

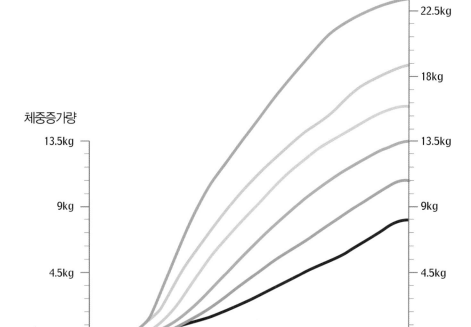

임신주수에 따른 이상적 체중증가량

① 저체중 임신부

필요한 잉여분의 영양을 아기에게 공급하기 위해 임신기간 동안 많은 체중증가가 있어야 하고 12~16kg 정도가 늘어야 합니다. 부적절한 체중증가는 면역력이 부족한 저체중 아기가 태어나게 합니다.

② 적정체중 임신부

10~11kg의 체중증가가 바람직합니다.

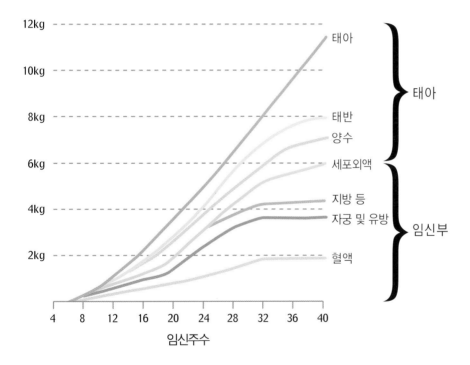

임신 중 체중증가의 체내분포

③ 과체중 임신부

만약 임신 전 체중이 적절한 체중에 비해 약 8kg 이상 초과한다면 체중 증가량에 관계없이 과체중의 아이를 분만할 가능성이 높기 때문에 일반적으로 임신으로 발생한 조직의 무게(6.8kg, 15lb)와 비슷한 정도의 체중증가가 권유됩니다. 즉, 단지 6~7kg의 체중증가로도 충분할 수 있습니다. 일반적으로 과체중 임신부는 산과적 문제의 발생 가능성이 높습니다. 표준 체중보다 20% 이상의 체중을 더 가진 경우를 과체중이라고 하는데 과체중 임신부는 임신성 고혈압(임신 중 혈압상승) 및 전자간증(고혈압과 부종발생)의 발생률이 높습니다.

TiP

2009년 미국의 IOM(Institute of Medicine)에서는 임신부에 대한 체중증가를 임신 전 비만도에 따라 제언하고 있어요. 내용은 다음과 같답니다. 물론 이 내용을 우리나라의 임신성 당뇨병(당뇨병)산모님들에게 그대로 적용하기에 무리가 있으니 참고만 하세요. 우리나라에서도 당뇨병과 관련된 임신부를 위한 적절한 체중증가 정도에 대한 지침이 필요하고 이에 대한 연구가 있어야 할 거예요. 혈당과 체중증가 모두가 아기에게 영향을 미치기 때문이죠.

■ 단태아

비만도(kg/m²)	체중증가량(kg)	체중증가 정도(kg/주) (임신중·후기)
18.5 (마름)	12.7 - 18.1	0.45 - 0.59
18.5-24.9 (보통-과체중)	11.3 - 15.9	0.36 - 0.40
25-29.9 (비만)	6.8 - 11.3	0.23 - 0.32
≥ 30 (고도비만)	5.0 - 9.1	0.18 - 0.27

■ 쌍태아

비만도(kg/m²)	체중증가량(kg)
18.5-24.9 (보통-과체중)	16.8 - 24.5
25-29.9 (비만)	14.0 - 22.7
≥ 30 (고도비만)	11.3 - 19.0

3) 주의점

지나친 체중증가 억제는 조산의 위험을 증가시킬 수 있습니다. 더구나 임신 중 체중감소는 태아의 성장에 필요한 영양분을 충분히 공급하지 못하는 상황을 의미할 수 있기 때문에 의사와 반드시 상담하여야 합니다. 충분한 열량을 섭취하지 않을 경우 임신부는 몸에 저장되어 있는 지방을 분해하여 에너지로 이용하게 되는데 이 과정에서 케톤이라는 물질이 발생하며 이 물질은 아이에게 해롭습니다.

임신 후기(임신 28주 후)에 체중이 급격하게 증가하며 발이나 손, 얼굴 등이 부어 오르는 수분정체가 있을 수 있습니다. 이 경우 칼로리섭취가 많거나 수분정체로 급격한 체중증가가 된다면 섭취량과 운동양을 기록하는 것이 도움이 됩니다. 과도하게 칼로리를 줄이는 것이 오히려 수분정체의 원인이 될 수 있습니다.

5-2 식사요법

1) 식사요법

모든 임신부에게 균형적인 식사가 필요한데 특히 당뇨병임신부에서는 식사의 양과 종류가 중요합니다. 식사요법은 당뇨병 관리의 가장 중요하고 기본적인 조절 방법으로 운동요법, 약물요법 등과 병행되어야 합니다. 만약 어떤 이유로 임신부가 필요로 하는 열량을 섭취하지 못하면 엄마로부터 아기에게 공급되는 영양분은 감소하게 됩니다. 이러한 현상은 특히 임신중기 이후에 현저히 나타납니다. 식사계획에 대하여 정확히 알아야 하며 이를 위해서 당뇨병교육자(의사, 간호사, 영양사)와 자주 상의를 하는 것이 좋습니다.

① 목적

균형있는 식사는 혈당을 정상 범위로 조절하기 위해서 뿐 아니라 아기에게 필요한 영양분을 공급하기 위해 필요한 치료법입니다. 식사요법은 음식을 무조건 제한하거나 금지하는 것이 아니라 각자의 요구량에 맞는 음식의 양, 종류 및 식사 시간을 조절함으로써 음식 섭취를 통해 정상혈당을 유지하는 것입니다.

임신기간 중에는 2가지 이유로 섭취해야 할 열량이 달라질 수 있습니다. 첫째는 아기가 성장하는데 필요한 열량이고, 둘째는 임신부 자신의 신체적 변화로 인한 열량입니다. 예전에는 아기가 성장하는데 필요한 영양소를 선택적으로 엄마에게서 받아 가는 것으로 생각하였으나 사실이 아닌 것으로 밝혀졌고 아기의 성장과 발달은 엄마의 식습관, 체중증가에 따라 좌우됩니다.

② 식사 배분

기본적으로 3식과 2~4간식으로 계획하는 것이 바람직합니다.

규칙적인 식사와 간식이 중요하며 하루 식사를 균등하게 나누어 먹는 것과 간식을 이용하여 적은 양으로 자주 나누어 먹는 방법이 도움이 됩니다. 특히 취침 전 간식은 공복으로 인한 케톤혈증의 예방을 위하여 중요합니다.

혈당검사 결과, 케톤뇨 유무, 식욕, 체중 증가량을 고려하여 개별적인 식사계획을 수립하고 임신 중 식사 계획을 지속적으로 조정합니다. 식사시간과 칼로리 양이 적절하고 시간 간격이 균등하다면 혈당유지가 훨씬 쉬워집니다. 식사일지 작성은 식사에 따른 혈당의 변화를 이해하는 데 큰 도움이 됩니다. 인슐린 주사를 맞게 된다면 더욱 식사시간과 양을 일정하게 해야 하며 식사와 간식을 거르는 것은 저혈당의 원인이 되므로 거르지 않도록 합니다.

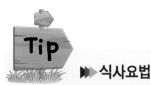

▶▶ 식사요법

1. 매일 일정한 시간에 정해진 분량의 식사를 규칙적으로 합니다.
2. 매일 6가지 식품군(곡류, 어육류, 채소, 지방, 우유, 과일)을 골고루 섭취합니다.
3. 단순당질의 섭취를 피합니다.
4. 동물성 지방 및 콜레스테롤의 섭취량을 줄입니다.
5. 식이 섬유가 풍부한 식사를 합니다.
6. 3끼 식사와 2~4끼 간식을 합니다.

③ 케톤 예방

임신부는 밤 동안 혈당이 정상수치보다 낮아지는 경향이 있는데 이 때는 신체가 자체의 지방을 연료로 사용하게 합니다. 지방이 사용되면 케톤이 생성되는데 이 케톤은 지방이 연료화가 되기 위해 소화되는 과정에서 만들어집니다. 임신부가 5시간 이상 음식을 먹지 않는 것은 케톤을 생성하게 하므로 전분이 포함된 복합 탄수화물과 단백질이 들어있는 간식으로 이러한 것을 예방해야 합니다. 많은 양의 케톤은 태아에게 해를 줄 수 있으며, 일부 연구에서는 지능의 저하도 보고된 바 있습니다.

2) 식사요법의 기본목표

① 식사 후 증가되는 혈당의 완화
② 태아의 정상적 발육
③ 저혈당증의 완화
④ 산과적 합병증 예방
⑤ 적절한 체중 증가
⑥ 지질대사의 정상화

3) 기본원칙

(1) 적당한 열량

① 총열량

총열량을 결정할 때는 우선 표준체중을 계산하여야 합니다.

　가. 표준체중을 구하는 2가지 방법입니다.

- (Kg) = (키(cm)-100)×0.9

- 키(m²)×21 : 여자

　키(m²)×22 : 남자

　cf) 적정체중 = 표준체중±10%

　나. 비만도 평가

저체중 〈 18.5	정상 18.5~22.9
과체중 23~24.9	비만 〉 25

＊BMI = 체중(kg)/키(m²)

　다. 1일 총열량 계산 (일반인의 경우)

표준체중을 기준하여 활동정도에 따라 1일 총열량을 계산합니다.

- 육체활동이 거의 없는 경우 : 표준체중(kg)×25~30Kcal
- 보통의 활동을 하는 경우 : 표준체중(kg)×30~35Kcal
- 심한 육체활동을 하는 경우 : 표준체중(kg)×35~40Kcal

총열량(kcal)=표준체중×25~30kcal+300~350kcal(임신후기에 필요한 열량)

② 적당한 양의 배분

가장 명심해야 할 것은 굶지 않고 하루 3끼와 2~4회의 간식을 비슷한 양으로, 처방된 양 만큼 먹는 것입니다. 물론 이때 식사 사이의 간격도 비슷한 것이 좋습니다. 즉, 식사와 간식의 사이는 2시간 반~3시간, 식사와 식사사이는 5~6시간 사이가 바람직합니다.

③ 영양소의 구성

대한당뇨병학회는 우리나라의 식사습관을 고려하여 탄수화물 50~55%, 단백질 20%, 지방 25~30%를 권장하고 있습니다. 지방은 불포화지방산이 많은 것으로 섭취하는 것이 좋고, 콜레스테롤 섭취량은 하루 300mg 이하로 하고 트랜스 지방의 섭취는 피하는 것이 좋습니다.

④ 비타민, 무기질의 적절한 섭취

(2) 교육을 통한 식사요법의 충분한 이해

이러한 사항을 일일이 본인이 계산하여 섭취하는 것은 어렵습니다. 그러므로 이를 보다 쉽게 하기 위해 만들어진 '식품교환표' 를 이용하는 것이 좋습니다.

4) 3대 영양소와 미량 영양소

(1) 탄수화물

: 총 열량의 50~55%는 탄수화물로 섭취하는데 꿀, 설탕과 같은 단순 당질과 잡곡밥, 보리 빵, 통밀빵 등에 많은 복합 당질로 구성됩니다. 단순당질은 급격하게 혈당을 올리거나 적은 량으로도 쉽게 더 많은 혈당을 올리므로 제한해야 하는 식품입니다.

(2) 단백질

: 필요한 열량의 약 20%는 단백질을 통해서 섭취하게되는데, 고기류, 생선류, 콩류 등이 여기에 속합니다. 임신 중 일어나는 혈액의 증가, 유방과 자궁의 증가에 단백질이 필요하며, 특히 아이의 성장에 필요합니다. 따라서 식사에 충분한 단백질 섭취가 중요하겠습니다.

(3) 지방

: 지방도 중요한 영양소입니다. 하지만 지방은 열량이 많기 때문에 조심해야 할 음식입니다. 따라서 필요열량의 25~30%의 섭취가 필요합니다. 지방은 육류, 유제품, 스넥 등 식품에 포함된 지방과 버터, 마가린, 샐러드 드레싱, 땅콩류 등에 많이 있습니다.

(4) 철분

: 임신 시에는 혈액량이 늘어나고, 아이에게도 철분을 공급해야 되므로 철분의 섭취는 중요합니다. 아이는 엄마로부터 공급받은 철분을 임신 후기에 간에 저장합니다. 엄마가 충분한 철분을 섭취한다면, 아이는 철분을 충분히 저장하고 태어나기 때문에 수유 기간동안에 발생할 수 있는 철분의 부족을 피할 수 있습니다. 그러므로 철분제제를 복용하는 것이 도움이 될 수 있습니다.

(5) 칼슘

　: 칼슘도 임신기간 중에 필요량이 늘어나 하루 1100mg의 섭취가 권장되고 있습니다. 칼슘은 아이의 뼈가 발달하고 강해지는데 필요합니다.

(6) 비타민

　: 식품을 골고루 섭취한다면 임신 중 필요한 비타민과 미네랄을 충분히 섭취할 수 있습니다. 엽산은 임신시에 권장량이 2배 정도 늘어나며, 녹색 채소(브로콜리, 아스파라거스), 콩, 생과일(오렌지, 키위, 바나나, 토마토), 간, 견과류(해바라기씨, 잣, 호두, 땅콩) 등에 많이 있습니다. 비타민 B, 비타민 C 등의 필요량이 임신 중에 약간 증가하지만, 많은 양은 아닙니다. 과다한 비타민의 섭취가 오히려 해가 되는 경우도 있습니다. 비타민 A의 과다 복용은 임신부, 아기 모두에게 해가 됩니다.

5) 올바른 영양섭취란

(1) 굶지 않는 것이 중요합니다.

(2) 제공되는 식사의 양을 정확히 하기 위해 1kg짜리 저울에 달아 드시는 것이 좋습니다.

(3) 섬유소를 적절히 섭취합니다.

섬유소는 혈당(서서히 상승)과 혈중 지방(배설)의 농도를 낮추어 혈당조절 및 심장-순환계 질환의 예방과 변비 예방에 큰 도움이 됩니다.

(4) 설탕이나 꿀 등 단순당질은 피합니다.

(5) 지방을 적절히 섭취합니다.

많은 지방의 섭취는 심장과 혈관질환을 초래하나, 지방을 너무 적게 섭취하면 탄수화물과 단백질의 섭취가 많아지므로 탄수화물의 과다 섭취로 인한 지질대사에 장애가 생길 수 있습니다. 동물성 지방의 섭취를 가급적 적게하는 것이 좋겠습니다. 갈비, 삼겹살, 소꼬리, 통조림류, 뱀장어, 유부, 치즈, 프랑크소세지 등이 동물성 지방이 많은 식품입니다.

(6) 염분을 적당히 섭취합니다.

과다한 소금 섭취는 몸안에 물을 저류시키고 혈압을 상승시킬 수 있습니다.

6) 특수한 경우의 식사 요령

(1) 입덧이 심할 때

① 임신오조증이란?

많은 여성이 임신 첫 기간 동안에 경험하는 메스꺼움입니다.

임신기간의 메스꺼움은 아침의 속 쓰림으로 알려졌는데 이는 보통 아침에 증상이 심해지기 때문입니다. 경우에 따라서 늦은 오후나 하루 종일 경험하기도 합니다. 아침 오조증은 시간이 감에 따라 감소하며 임신초기 말에는 완전히 사라지기도 합니다.

② 주의할 점

대부분 임신부의 오조증은 심하지 않으나 가장 심각한 상황은 구토를 하는 것으로서 심한 구토는 탈수의 원인이 되므로 구토가 계속 진행되고 매우 심각할 경우 입원을 해야 할 수도 있습니다. 심각한 탈수를 치료하기위해 혈관으로 수액이 제공됩니다. 탈수는 어지러움의 원인이 되기도 하고 당뇨여성에게는 케톤산증의 위험을 증가시킵니다.

오조증으로 적게 먹어도 자라고 있는 태아는 모체의 혈액에서 계속 포도당을 흡수합니다. 오조증이 있으면 하루 동안 혈당을 계속 관찰하고 적절한 인슐린 양을 맞아야 합니다. 오조증은 식사 양과 인슐린사이의 미세한 균형을 바꿈으로써 혈당에 영향을 주기 때문입니다. 따라서 치료가 적절하게 되지 않는다면 극단적인 혈당 문제가 발생 할 수 있습니다. 임신 오조증으로 낮 동안 정상적인 식사를 하지 않으면 저혈당의 위험은 밤 동안에도 계속되고 만일 인슐린을 맞은 후 구토를 한다면 저혈당의 위험이 높아집니다.

③ 대처법

• 기름지거나 매운 음식, 카페인이 들어있는 음식은 오조증을 심하게 합니다.
• 자주 적게 먹는 식사와 간식이 효과적입니다.
• 어떤 경우는 비타민을 저녁 후 혹은 잠자는 시간에 섭취하기도 합니다.
• 음식 만드는 것이 어렵다면 다른 사람에게 당분간 부탁하도록 합니다.
• 향수, 특별한 비누, 향을 첨가한 물품들은 기분이 좋아질 때까지 멀리 하는 것이 좋습니다.
• 1일 5~6회 소량씩 자주 식사를 합니다.
• 공복시에 더욱 구토가 심하므로 속이 비지 않도록 잠자리에서 일어날 때 토스트, 크래커 등을 먹은 후 일어납니다.

- 식사 전후로 30분 정도는 안정을 취합니다.
- 국물이나 음료는 식사 시에 함께 먹지 말고 식후 30분 후에 마십니다.
- 음식 냄새를 피하고 주변 공기를 자주 환기 시킵니다.
- 찬음식을 이용하면 음식 냄새를 덜 느끼게 됩니다.
- 튀긴 음식은 피합니다.
- 잠자리에 들기 전에 간단한 간식을 합니다.

(2) 속쓰림이 있을 때
- 소량씩 자주 식사를 합니다.
- 안정된 분위기에서 천천히 식사합니다.
- 잠자리에 들기 전에 많은 양의 음식을 먹지 않도록 합니다.
- 식후 1~2시간 동안은 눕지 않도록 합니다.
- 의사의 처방 없이 제산제를 복용하지 않도록 합니다.

(3)변비가 있을 때
- 하루에 1~1.5리터(5컵~7컵)정도의 물을 마십니다.
- 섬유소가 많은 식품의 섭취를 늘립니다(잡곡, 채소, 과일, 해조류 등).
- 허용된 범위내에서 규칙적으로 운동을 합니다.
- 의사의 처방없이 완하제를 복용하지 않도록 합니다.

7) 식품교환표란 어떤 것인가?

(1) 6가지 식품군

영양소를 섭취하기 위하여 6가지 식품군을 아는 것이 중요합니다. 같은 식품군내에 있는 식품은 중요한 영양소가 같고 하는 역할이 같습니다. 곡류군, 어육류군, 채소군, 지방군, 우유군, 과일군으로 분류할 수 있습니다. 곡류군과 과일군은 당질, 어육류군과 우유군은 단백질, 지방군은 지방, 그리고 채소군은 비타민, 무기질이 주된 영양소입니다.

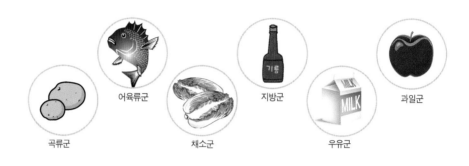

① 곡류군에는 밥, 빵, 국수, 고구마, 감자, 도토리묵, 옥수수 등이 있습니다.

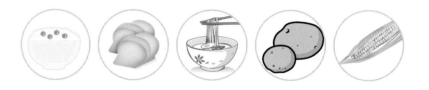

② 어육군류에는 쇠고기, 돼지고기 등 육류, 닭고기, 오리고기 등 가금류, 계란, 메추리알 등 난류, 콩, 두부, 연두부 등이 있습니다.

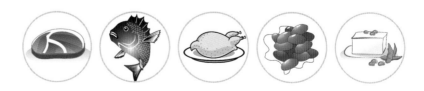

③ 채소군에는 시금치, 콩나물, 호박, 버섯같은 채소류와, 김, 미역, 다시마와
　같은 해조류가 있습니다.

④ 지방군에는 참기름, 식용유, 들기름, 버터, 마요네즈 등과 같은 기름류와 땅
　콩, 잣, 호두 등과 같은 견과류가 있습니다.

⑤ 우유군은 우유, 두유, 저지방우유 등이 있습니다.

⑥ 과일군은 잘 알고 있는 과일들이 속하는데 사과, 배, 포도, 수박, 토마토,
　감, 대추, 참외, 바나나 등이 있습니다.

(2) 식품교환표

식품교환표는 식사요법을 배우게 되면 가장 어렵다고 느끼는 부분이기도 하나 실제로 가장 많이 쓰여지는 도구입니다. 시종일관 한가지로 식사하신 다면 응용이란 크게 필요치 않을지도 모릅니다. 그러나 당뇨병이 있다고 혼 자만의 식탁을 차리는 것도, 친구분들과의 모임을 피하셔야할 이유도 없습 니다. 자유롭게 사회생활을 하면서 식사요법을 하는 것이 목표이며 이것을 위해 밥 대신 국수를, 생선 대신 스테이크를 바꿔먹는 방법을 본격적으로 배 우는 것이 중요합니다.

식품군이란 우리가 먹는 식품들을 영양소가 비슷하게 들어있는 식품끼리 모 아서 6가지로 분류한 것이며, 각 식품군에 속한 식품끼리는 영양소의 양과 열량이 비슷하므로 서로 바꾸어서(식품교환) 먹을 수 있습니다.

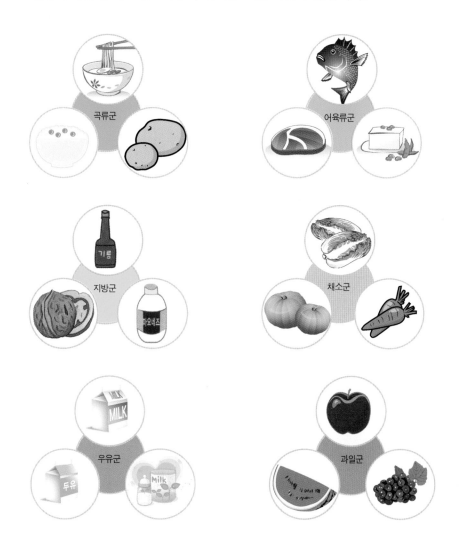

– 식품교환표(식품군별) –

구 분	식품의 예
곡 류 군	
어육류군	
채 소 군	
지 방 군	
우 유 군	
과 일 군	

– 식품교환표(1교환단위별 영양소 함량) –

구 분	식품양 (1교환 단위량)	칼로리(kcal)	영양소 함량(g)		
			당 질	단백질	지 방
곡 류 군	밥 1/3공기(70g) 식빵 1쪽(35g) 감자 1개(140g)	100칼로리	23	2	–
어육류군	육류 탁구공크기 1개 (40g) 생선 1토막(50g)	저지방군 50칼로리 중지방군 75칼로리 고지방군 100칼로리	– – –	8 8 8	2 5 8
채소군	생채소(70g)	20칼로리	3	2	–
지방군	기름 1 차숟가락(5g) 땅콩 8알(8g) 버터 1 차숟가락(5g)	45칼로리	–	–	5
우유군	우유 200ml 두유 200ml	125칼로리	10	6g	7g
과일군	사과 1/3쪽(80g) 귤 1개(120g) 방울토마토 (300g)	50칼로리	12	–	–

▶▶ 자유롭게 먹을 수 있는 식품

이 식품들은 열량이 매우 적게 들어 있으므로 식사 계획 시 자유롭게 사용할 수 있습니다.
- 국: 맑은 고기국, 맑은 채소국   • 음료: 커피(프림, 설탕을 안넣은), 홍차, 녹차
- 채소: 푸른잎 채소류(생것으로 2컵, 익혀서 1컵): 오이, 배추, 상치, 양상치
- 해조류: 김, 미역, 다시마   • 곤약, 한천, 버섯
- 향신료: 겨자, 식초, 계피, 레몬, 후추, 핫소스, 우스타소스

▶▶ 되도록 피해야 할 식품

설탕이 많이 들었거나 술과 같은 식품은 열량만 있고 다른 영양소는 없으므로 되도록 피하는 것이 좋습니다.

사탕   꿀   케익   청랑음료   술   과일통조림   가공우유

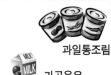

▶▶ 칼로리를 내지 않는 감미료!

아스파탐

아미노산계 감미료로 단백질과 같이 1g당 4kcal를 내지만, 당도가 설탕의 200배로 극소량만 사용되기 때문에 칼로리가 없는 감미료로 분류된다. 혈당에는 거의 영향을 주지 않는다. 건강한 성인, 소아, 당뇨환자, 임신수유부에서 안전성을 인정받았다. 당뇨 환자들이 많이 먹는 그린스위트에는 유당, 아스파탐이 함유되어 있다.

사카린

설탕 당도의 300~400배이며 칼로리가 없다. 체내에서 대사되거나 축적되지 않고 소변으로 배출된다. 일반적으로 사용되는 양에서는 안전하게 사용할 수 있는 것으로 받아들여지고 있다. 그러나 임신한 여성에서 과량 복용은 피하는 것이 좋다.

▶▶ 카페인!

카페인은 쉽게 흡수되어 태반을 빠르게 통과합니다.

하루 200mg이상의 카페인 섭취는 태아에게 해로우며, 유산의 위험이 있습니다.

식품과 음료의 카페인 함량

종류	식품 및 음료	카페인(mg)
커피 1잔 (180ml)	드립	137-153
	인스턴트	61-70
	디카페인	0.5-4.0
차 1잔 (180ml)	우려낸 녹차(5분)	32-176
	인스턴트	40-80
탄산음료 (180ml)	마운틴 류	54
	코카콜라	46
	다이어트 콜라	46
초콜릿 제품	코코아(180ml)	10-17
	초코우유(240ml)	10-17
	밀크초콜릿 30g	1-15

(3) 교환단위

식품교환군내에서 교환할 때 기준이 되는 양을 "1교환단위"라고 합니다. 같은 식품군내의 각 식품들 1교환단위는 서로 같은 열량과 영양소가 들어 있으나 그 양은 조금씩 다릅니다. 밥 1교환단위인 70g(3분의 1공기)에 들어있는 영양소와 같은 열량은 같은 곡류군의 식품인 식빵 1교환단위 35g(1쪽)의 열량, 영양소와 같습니다. 그러므로 밥 70g(3분의 1공기)과 빵 35g(1쪽)은 바꾸어 먹을 수 있습니다.

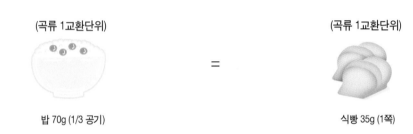

(곡류 1교환단위) = (곡류 1교환단위)

밥 70g (1/3 공기)　　　식빵 35g (1쪽)

• 곡류군의 1교환단위

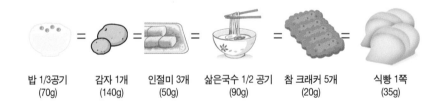

밥 1/3공기 = 감자 1개 = 인절미 3개 = 삶은국수 1/2 공기 = 참 크래커 5개 = 식빵 1쪽
(70g)　(140g)　(50g)　(90g)　(20g)　(35g)

• 어육류군의 1교환단위

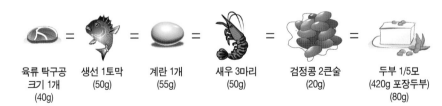

육류 탁구공 크기 1개 = 생선 1토막 = 계란 1개 = 새우 3마리 = 검정콩 2큰술 = 두부 1/5모
(40g)　(50g)　(55g)　(50g)　(20g)　(420g 포장두부)(80g)

• 채소군의 1교환단위

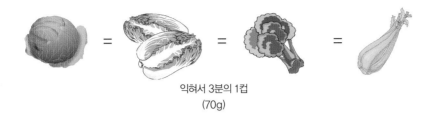

익혀서 3분의 1컵
(70g)

• 지방군의 1교환단위

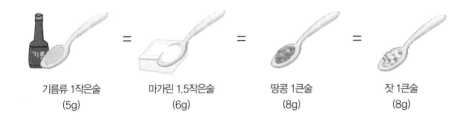

기름류 1작은술	마가린 1.5작은술	땅콩 1큰술	잣 1큰술
(5g)	(6g)	(8g)	(8g)

• 우유군의 1교환단위

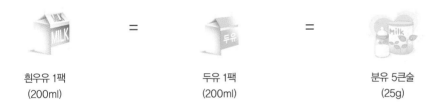

흰우유 1팩	두유 1팩	분유 5큰술
(200ml)	(200ml)	(25g)

• 과일군의 1교환단위

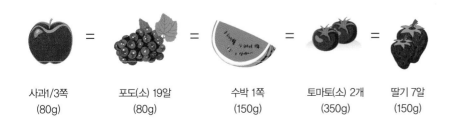

사과1/3쪽	포도(소) 19알	수박 1쪽	토마토(소) 2개	딸기 7알
(80g)	(80g)	(150g)	(350g)	(150g)

(4) 각군의 1교환단위들

① 곡류군

1 교환단위 영양소 함량

당질: 23g, 단백질: 2g,

열량: 100kcal

(하루 :　교

조식	간식	중식	간식	석식	간

– 1교환단위의 양 –

식 품 명	무게(g)	목측량	식품명	무게(g)	목측량
쌀 밥	70	1/3 공기	가래떡	50	썬은 것 11개
보리밥	70	1/3 공기	시루떡	50	
현미밥	70	1/3 공기	인절미	50	3개(3×2.5×1.5cm)
백 미	30	3 큰 스푼	마른국수	30	
현 미	30	3 큰 스푼	삶은국수	90	1/2 공기
찹 쌀	30	3 큰 스푼	메밀국수(생것)	40	
보리(쌀보리)	30	3 큰 스푼	당면(마른 것)	30	
미싯가루	30	5 큰 스푼	냉면(마른 것)	30	
밀가루	30	5 큰 스푼	메밀묵	200	
율 무	30	3 큰 스푼	도토리묵	200	1/2 모
차수수	30	3 큰 스푼	녹두묵	200	
차 조	30	3 큰 스푼	감 자	140	중 1개
팥(붉은 것)	30	3 큰 스푼	고구마	70	중 1/2개
녹말가루	30	5 큰 스푼	토 란	140	1컵
모닝빵	35	중 1개	옥수수	70	1/2개
바게트빵	35	중 2쪽	콘플레이크	30	3/4컵
식 빵	35	1쪽	밤(생것)	60	중 6개
			은행	60	
			오트밀	30	1/3컵
			크래커	20	5개

곡류군을 섭취할 때는

- 당질이 주원료인 곡류는 혈당상승과 밀접한 관계가 있습니다.

  곡류군 간식을 선택할 때는 곡류군 교환수 범위내에서 선택합니다.

- 섬유소 섭취를 위하여 잡곡밥을 선택합니다.

② 어육류군

저지방 1교환단위 영양소 함량

단백질: 8g, 지방: 2g,

열량: 50kcal

조식	간식	중식	간식	석식	간식

– 저지방 1교환단위의 양 –

식 품 명	무게(g)	목측량	식품명	무게(g)	목측량
닭고기(껍질, 기름 제거한 살코기)	40	소 1토막(탁구공크기)	건오징어채	15	
닭간	40		굴 비	15	1/2 토막
돼지고기	40	로스용 1장	멸치(잔 것)	15	1/4 컵
(기름기 전혀 없는 살코기)		(12×10.3cm, 또는 탁구공크기)	뱅어포	15	1 장
			북 어	15	1/2 토막
			쥐치포	15	
소고기(사태, 홍두깨 등)	40	로스용 1장(12×10.3cm)	어묵		중 1장(6×8.5cm)
소 간	40		찐 것	50	
개고기	40		명란젓	40	
토끼고기	40		창란젓	40	
칠면조(껍질 제거한 것)	40		물오징어	50	
육 포	15		새우(중하)	50	3 마리
가자미	50	소 1 토막	새우(깐새우)	50	1/4 컵
광 어	50	소 1 토막	꽃 게	70	소 1 마리
대 구	50	소 1 토막	굴	70	1/3 컵
동 태	50	소 1 토막	낙 지	100	1/2 컵
병 어	50	소 1 토막	멍 게	70	1/3 컵
복 어	50	소 1 토막	미더덕	100	3/4 컵
연 어	50	소 1 토막	문 어	70	1/3 컵
적 어	50	소 1 토막	전 복	70	소 2 개
조 기	50	소 1 토막	조개살	70	1/3 컵
참도미	50	소 1 토막	해 삼	200	1 1/3 컵
참 치	50	소 1 토막	홍 합	70	1/3 컵
홍 어	50	소 1 토막			

중지방 1교환단위 영양소 함량

단백질: 8g, 지방: 5g, 열량: 75kcal

– 중지방 1교환단위의 양 –

식 품 명	무게(g)	목측량	식품명	무게(g)	목측량
돼지고기(안심)	40		장 어	50	소 1 토막
		로스용 1장	전갱어	50	소 1 토막
소고기(등심, 안심)	40	(12×10.3cm)	준 치	50	소 1 토막
소곱창	40		청 어	50	소 1 토막
햄(로스)	40	2장(8×6×0.8cm)	갈 치	50	소 1 토막
고등어	50	소 1 토막	계 란	55	중 1 개
꽁치	50	소 1 토막	메추리알	40	5개
도루묵	50	소 1 토막	검정콩	20	2 큰 스푼
민어	50	소 1 토막	두 부	80	1/5모(420g 포장두부)
삼치	50	소 1 토막	순두부	200	1/2 봉지
이면수	50	소 1 토막	연두부	150	1/2 개
어묵(튀긴 것)	50	1장(15.5×10cm)			

고지방 1교환단위 영양소 함량

단백질: 8g, 지방: 8g, 열량: 100kcal

- 고지방 1교환단위의 양 -

식 품 명	무게(g)	목측량	식품명	무게(g)	목측량
닭고기(껍질포함)*	40		참치 통조림	50	1/3 컵
돼지족, 돼지머리, 삼겹살*	40		고등어 통조림	50	1/3 컵
소갈비*	40	소 1 토막	꽁치 통조림	50	1/3 컵
소꼬리*	40		뱀장어	50	소 1 토막
우 설*	40		치 즈	30	1·5장
런천미트*	40	5.5×4×1.8cm	유 부	30	유부 5장
프랑크소세지*	40	1 1/3개			

* 표시된 식품은 포화지방이 많이 함유된 식품임

※어육류군 식품의 1 교환단위의 중량은 모두 조리 전의 상태이다.

어육류군을 선택할 때는

• 기름이 많은 부분을 제거하고 조리합니다.

• 동물성식품과 식물성식품(콩, 두부)을 균형있게 선택합니다.

• 순환기 질환 합병증이 있는 경우 콜레스테롤 함유식품 섭취를 제한합니다.

③ 채소군

(하루 :   교환단위)

	조식	간식	중식	간식	석식	간식
1교환단위 영양소 함량 당질: 3g, 단백질: 2g, 열량: 20kcal						

– 1교환단위의 양 –

식 품 명	무게(g)	목측량	식품명	무게(g)	목측량
가 지	70	지름 3cm×길이 10cm	숙 주	70	익혀서 1/3 컵
깻 잎	20	20 장	쑥	50	
고구마순	70	익혀서 1/3 컵	쑥 갓	70	익혀서 1/3 컵
고비(삶은 것)	70		시금치	70	익혀서 1/3 컵
고사리(삶은 것)	70	1/3 컵	아 욱	70	잎넓이 20cm 5장(익혀서 1/3컵)
고춧잎*	70		야채쥬스	200	1 컵
근 대	70	익혀서 1/3 컵	양배추	70	익혀서 2/5 컵
냉 이	70		양상추	70	
단무지	70		양 파	70	중 1/2 개
달 래	70		연 근*	40	
당 근*	70	지름 4cm×길이 5cm	열 무	70	
더 덕	40		오 이	70	
도라지(생)*	40	1/2 컵	우 엉*	40	
두 릅	50		죽 순	70	
마늘쫑	40		취(생 것)	70	
머 위	70		치커리	70	
무	70	익혀서 1/3 컵	커리플라워	70	
무말랭이	7	불려서 1/3 컵	케 일	70	잎넓이 30cm 3/2 장
무 청	70		콩나물	70	익혀서 2/5 컵
미나리	70	익혀서 1/3 컵	풋고추	70	중 7~8 개
버 섯			풋마늘*	70	
느타리	50		피 망	70	중 2 개
팽이버섯	50		호박류		
생표고	50		애호박	70	지름 6.5cm×두께 2.5cm
양송이	50		단호박*	40	
송 이	50	익혀서 1/3 컵	깍두기	50	
부 추	70		포기김치	70	
브로콜리	70		김	2	1장
상 추	70	6cm 길이 6개	물미역	70	
샐러리	70		우뭇가사리	70	

* 당질을 6g 이상 함유하고 있어 섭취시 주의하여야 할 채소

④ 지방군

1교환단위 영양소 함량

지방: 5g, 열량: 45kcal

(하루 :　교환단위)

조식	간식	중식	간식	석식	간식

– 1교환단위의 양 –

식 품 명	무게(g)	목측량	식품명	무게(g)	목측량
들기름	5	1 작은 스푼	땅콩버터	8	1.5 작은 스푼
미강유	5	1 작은 스푼	마요네즈	5	
옥수수기름	5	1 작은 스푼	프렌치드레싱	10	2 작은 스푼
올리브유	5	1 작은 스푼	땅 콩	8	8 개(큰 스푼)
콩기름	5	1 작은 스푼	아몬드	8	7 개
참기름	5	1 작은 스푼	잣	8	1 큰 스푼
카놀라유	5	1 작은 스푼	참 깨	8	1 큰 스푼
마아가린	5	1 작은 스푼	피스타치오	8	10 개
버터*	5	1 작은 스푼	해바라기씨	8	1 큰 스푼
쇼트닝*	5	1 작은 스푼	호 두	8	대 1개 또는 중간 것 1.5개

* 표시된 식품은 포화지방이 많이 함유된 식품임

• 동물성기름보다 식물성기름을 선택합니다.

• 튀김류, 견과류 섭취시에는 허용된 범위내에서 선택합니다.

⑤ 우유군

1교환단위 영양소 함량

당질: 10g, 단백질: 6g,

지방: 7g, 열량: 125kcal

(하루 :　교환단위)

조식	간식	중식	간식	석식	간식

– 1교환단위의 양 –

식 품 명	무게(g)	목측량	식품명	무게(g)	목측량
우 유	200	1 컵(1 팩*)	두유(무가당)	200	1 컵(1 팩*)
락토우유	200	1 컵(1 팩*)	전지분유	25	5 큰 스푼
저지방우유(2%)	200	1 컵(1 팩*)	조제분유	25	5 큰 스푼
탈지우유†	200	1 컵(1 팩*)	탈지분유†	25	5 큰 스푼

* 1팩 = 200mL † 탈지우유나 탈지분유를 사용할 때에는 지방군 1 교환단위를 추가할 수 있다.

⑥ 과일군

		조식	간식	중식	간식	석식	간식

(하루 :   교환단위)

1교환단위 영양소 함량
당질: 12g, 열량: 50kcal

- 1교환단위의 양 -

식 품 명	무게(g)	목측량	식품명	무게(g)	목측량
단 감	50	중 1/3 개	수박	150	중 1 쪽
연 시	80	소 1 개	앵두	150	
귤	120	중 1 개	자두	150	대 1 개
금 귤	60	7 개	사과쥬스	100	1/2 컵
오렌지	100	대 1/2 개	오렌지쥬스(무가당)	100	1/2 컵
자 몽	150	중 1/2 개	파인애플쥬스	100	1/2 컵
한라봉	100		토마토쥬스	100	1/2 컵
말린 대추	15	5 개	참외	150	중 1/2 개
생 대추	50	8 개	키위	80	중 1 개
딸기	150	7 개	토마토	350	소 2 개
멜론(머스크)	120		체리토마토	300	중 30 개
바나나	50	중 1/2 개	파인애플	200	
배	110	중 1/4 개	파파야	200	
황 도	150	중 1/2 개	포 도	80	19 개 (소)
천 도	150	소 2 개	거 봉	80	11 개
살 구	150		블루베리	80	
사과(후지)	80	중 1/3개			

과일군을 섭취할 때는
- 과즙보다는 생과일을 선택하여 섬유소 섭취를 증가시키도록 합니다.
- 혈당조절과 관계가 있으므로 허용된 교환수 만큼 섭취합니다.

8) 식단 작성의 예

각 환자마다 여러 사항을 고려하여 적당한 총열량이 정해지면 영양소의 올바른 배분을 기본으로 하여 각 식품군에 속해 있는 식품들을 선택하게 됩니다.

1일 총열량을 알면 한눈에 각 식품군들에서 섭취할 수 있는 단위 수를 알 수 있도록 미리 계산하여 놓은 것이 1일 처방 총열량에 따른 식품군별 교환단위수 표입니다.

임신부는 교환단위수가 일반당뇨인과 다릅니다.

– 열량별 식품군의 교환단위수 –

| 칼로리 | 곡류군 | 어육류군 | | 채소군 | 지방군 | 우유군 | 과일군 |
		저지방	중지방				
1200	5	1	3	7	3	1	1
1300	5	2	3	7	3	1	1
1400	5	2	3	7	3	2	1
1500	6	2	3	7	4	2	1
1600	6	2	3	7	5	2	1
1700	7	2	3	7	5	2	1
1800	7	2	4	7	5	2	2
1900	8	2	4	7	5	2	2
2000	8	2	4	7	5	3	2
2100	9	2	4	7	5	3	2
2200	9	3	4	7	5	3	2
2300	10	3	4	7	5	3	2
2400	10	3	5	7	6	3	2
2500	11	3	5	7	6	3	2

(1) 나의 식사계획

열량 : _____kcal

식품군		총 교환수	아침	간식	점심	간식	저녁	간식	취침전
곡류군									
어·육류군	저 지방군								
	중 지방군								
채소군									
지방군									
우유군									
과일군									

* 식사와 식사 사이는 5-6시간 간격을 두는 것이 좋습니다

*간식은 혈당 체크 후에 섭취합니다.

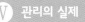

(2) 열량 1700kcal 1일 섭취량

식품군		총 교환수	아침	간식	점심	간식	저녁	간식
곡류군		7	2 2×밥70g =140g		2 2×밥70g =140g	1 1×감자 140g =140g	2 2×밥70g =140g	
어·육류군	저 지방군	2					2 2×동태50g =100g	
	중 지방군	3	1 1×계란55g =55g		2 2×돼지고기 40g =80g			
채소군		7	2 0.5×무70g =35g(국) 1×오이70g =70g(나물) 0.5×배추김치 70g =35g(국)		2·5 1×시금치70g =70g 1×가지70g =70g 0.5×배추김치 70g =35g		2·5 1×콩나물70g =70g 1×깻잎50g =50g 0.5×배추김치 70g =35g	
지방군		5	1 1×식용유5g =5g(1찻술)		1 1×식용유5g =5g(1찻술)	1 1×땅콩 8g= 땅콩8알	2 2×식용유5g =10g(2찻술)	
우유군		2		1 1×우유 200ml= 1컵				1 (취침전) 1×우유 200ml= 1컵
과일군		1				1 1×사과 80g= 80g		

(3) 열량 1800kcal 1일 섭취량

식품군		총 교환수	아침	간식	점심	간식	저녁	간식
곡류군		7	2 2×밥70g =140g		2 2×밥70g =140g	1 1×감자140g =140g(1개)	2 2×밥70g =140g	
어·육류군	저지방군	2					2 2×동태50g =100g	
	중지방군	4	2 2×쇠고기40g =80g		2 1×계란55g =55g 1×두부80g =80g			
채소군		7	2 0.5×무70g =35g(국) 1×오이70g =70g(나물) 0.5×배추김치 70g =35g(국)		2·5 1×시금치70g =70g 1×가지70g =70g 0.5×배추김치 70g =35g		2·5 1×콩나물70g =70g 1×깻잎50g =50g 0.5×배추김치 70g =35g	
지방군		5	1 1×식용유5g =5g(1찻술)	1 1×땅콩 8g= 땅콩8알	1 1×식용유5g =5g(1찻술)		2 2×식용유5g =10g(2찻술)	
우유군		2		1 1×우유 200ml= 1컵				1 (취침전) 1×우유 200ml= 1컵
과일군		2				1 1×사과 100g= 100g		1 1×토마토 350g= 350g

(4) 열량 1900kcal 1일 섭취량

식품군		총 교환수	아침	간식	점심	간식	저녁	
곡류군		8	2 2×밥70g =140g	1×크래커 20g =20g(5쪽)	2 2×밥70g =140g		2 2×밥70g =140g	
어·육류군	저지방군	2	1 1×쇠고기40g =40g				1 1×동태50g =50g	
	중지방군	4	1 1×고등어50g =50g		2 1×계란55g =55g 1×두부80g =80g		1 1×순두부200g =200g	
채소군		7	2 0.5×무70g =35g(국) 1×오이70g =70g(나물) 0.5×배추김치 70g =35g(국)		2·5 1×시금치70g =70g 1×가지70g =70g 0.5×배추김치 70g =35g		2·5 1×콩나물70g =70g 1×깻잎50g =50g 0.5×배추김치 70g =35g	
지방군		5	1 1×식용유5g =5g(1찻술)	1 1×땅콩 8g= 땅콩8알	1 1×식용유5g =5g(1찻술)		2 2×식용유5g =10g(2찻술)	
우유군		2		1 1×우유 200ml= 1컵			1 (취침전) 1×우유 200ml= 1컵	
과일군		2				1 1×사과 80g= 80g	1 1×토마토 350g= 350g	

(5) 열량 2000kcal 1일 섭취량

식품군		총 교환수	아침	간식	점심	간식	저녁	간식
곡류군		8	2 2×밥70g =140g	1×크래커 20g =20g(5쪽)	2 2×밥70g =140g	1×감자 140g =140g(1개)	2 2×밥70g =140g	
어·육류군	저 지방군	2					2 2×동태50g =100g	
	중 지방군	4	2 2×쇠고기40g =80g		2 1×계란55g =55g 1×두부80g =80g			
채소군		7	2 0.5×무70g =35g(국) 1×오이70g =70g(나물) 0.5×배추김치 70g =35g(국)		2·5 1×시금치70g =70g 1×가지70g =70g 0.5×배추김치 70g =35g		2·5 1×콩나물70g =70g 1×깻잎50g =50g 0.5×배추김치 70g =35g	
지방군		5	1 1×식용유5g =5g(1찻술)	1 1×땅콩 8g= 땅콩8알	1 1×식용유5g =5g(1찻술)		2 2×식용유5g =10g(2찻술)	
우유군		3		1 1×우유 200ml= 1컵		1 1×두유 200ml= 1컵		1 (취침전) 1×우유 200ml= 1컵
과일군		2				1 1×사과 80g= 80g		1 1×토마토 350g= 350g

(5) 열량 2100kcal 1일 섭취량

식품군		총 교환수	아침	간식	점심	간식	저녁	간식
곡류군		9	2 2×밥70g =140g	1×크래커 20g =20g(5쪽)	3 3×밥70g =210g	1×감자 140g =140g(1개)	2 2×밥70g =140g	
어·육류군	저지방군	2					2 2×동태50g =100g	
	중지방군	4	2 2×쇠고기40g =80g		2 1×계란55g =55g 1×두부80g =80g			
채소군		7	2 0.5×무70g =35g(국) 1×오이70g =70g(나물) 0.5×배추김치 70g =35g(국)		2·5 1×시금치70g =70g 1×가지70g =70g 0.5×배추김치 70g =35g		2·5 1×콩나물70g =70g 1×깻잎50g =50g 0.5×배추김치 70g =35g	
지방군		5	1 1×식용유5g =5g(1찻술)	1 1×땅콩 8g= 땅콩8알	1 1×식용유5g =5g(1찻술)		2 2×식용유5g =10g(2찻술)	
우유군		3		1 1×우유 200ml= 1컵		1 1×두유 200ml= 1컵		1 (취침전) 1×우유 200ml= 1컵
과일군		2				1 1×사과 80g= 80g		1 1×토마토 350g= 350g

9) 분만 후 식사관리

(1) 분만 후 식사조절은 왜 중요한가요?

분만 후 원활한 모유생산과 적절한 체중 감소를 위해 균형 잡힌 식사와 열량섭취의 조절이 필요합니다. 또한 제 2형 당뇨병으로의 이행을 예방하기 위해 적정체중이 유지되어야 하며 이를 위해 신체활동량 증가와 식사조절이 필요합니다.

(2) 분만 후 혈당관리를 위한 식사방법

① 적절한 열량을 섭취합니다.

출산 직후 태아와 태반, 양수의 무게로 인해 4~5kg의 체중감소가 있으며, 출산 후 첫 주에는 체수분이 줄어들면서 2~3kg의 추가적인 체중감소가 나타납니다.

이후 발달에 1kg 정도의 체중감소가 이루어져 늦어도 6개월 이내에 임신 전 체중으로 회복되는 것이 바람직합니다. 적절한 체중감소와 모유분비가 이루어지기 위해서 섭취량 조절이 필요하지만 체중을 빨리 줄이기 위해서 극심하게 칼로리를 제한 하는 것을 삼가야 합니다.

수유기에는 임신기에 처방받은 열량과 동일하게 식사합니다.

수유를 중단하게 되면 [임신기 처방받은 열량 -300kcal]의 식사를 통해 적절한 체중을 유지하는 것이 바람직합니다.

② 균형적인 섭취를 합니다.

수유부가 섭취한 영양소는 모유의 성분에도 영향을 주며, 회복 시 엄마의 체력이 약해질 수 있으므로 곡류, 어육류, 채소류, 우유, 과일의 균형적인 섭취가 중요합니다.

* 칼슘이 풍부한 식품을 섭취합니다.

모유로 분비되는 칼슘의 양을 보충하기 위해 충분히 섭취합니다.

(우유, 두부, 콩류, 뼈째 먹는 생선, 푸른잎 채소, 해조류)

■ 알아둡 시다.

칼슘의 흡수를 높이기 위해서는

· 흡수율이 높은 식품으로 섭취합니다.

(우유 50% 〉 어류 30% 〉 채소 17% 조리 시)

· 식초를 첨가합니다.

· 염분을 과다하게 섭취하면 소변으로 칼슘이 배출되므로 싱겁게 먹습니다.

③ 하루 700ml~1L의 물을 마셔 수분 공급을 충분히 합니다.

수분을 많이 섭취한다고 해서 모유량이 증가되는 것은 아니나, 모체내 수분균형을 정상적으로 유지하기 위해 갈증을 느낄 때 반드시 물을 마시고 특히 운동을 하는 경우 수분 섭취를 늘리도록 합니다.

④카페인은 피하도록 합니다.

카페인(커피, 홍차, 초콜릿, 코코아, 콜라 등) 섭취는 모두 철 함량과 아기의 철분 영양상태에 영향을 줄 수 있어 1일 1~2잔 이내로 줄이도록 합니다.

⑤ 술, 담배는 피합니다.

술, 담배는 모유로 분비되며 다량의 음주는 우울증을 악화시키고 아기가 조는 증상을 가져옵니다. 알코올은 모유로 분비되어 아기의 성장 발달 부진을 초래할 수 있습니다. 되도록 피하되 꼭 마셔야 한다면 마시기 전 모유를 미리 짜두고 이를 보관하여 수유하며, 음주 후 24시간 동안 수유하지 않도록 합니다.

⑥ 고지방 식품과 단순당이 포함된 식품을 적게 섭취하도록 합니다.

• 출산 후 6개월부터는 수유의 양이 점차 줄어들게 되므로 체중 관리와 건강을 위해 식사량을 서서히 줄입니다.
• 6~8주간은 임신기와 동일한 식사가 필요합니다.
• 특별한 경우 의사, 영양사와 상의하여 필요 열량을 결정합니다.

10) 외식의 열량(가나다순)

(1) 한식

※ 곡류군의 ( ): 단순당 함량표시

음식명	제공형태 제공량	주내용물	곡류군	어육류군			채소군	지방군	과일군	열량 (kcal)
				저지방	중지방	고지방				
갈비탕	갈비 1대+ 소고기	소갈비, 양지고기, 당면	0.5		1	1.5				280
		소갈비, 양지고기, 당면	3							300
갈비구이 (1인분)	양념포함 250g	소갈비, 양파, 간장, 설탕, 참기름	(5g)			5	0.5	0.5		550
김치찌개	400g	김치, 돼지고기, 두부			1.5		2			150
	밥 210g	밥 1공기	3							300
물냉면	냉면사리 300g 육수 400cc	양지고기, 무, 오이 달걀 1/2개	3.5		1		1			450
비빔냉면	냉면사리 300g 정도 육수 400cc	젖은 냉면, 양지고기, 물엿, 무, 오이, 달걀, 설탕	3.5		1		1	0.5		500
된장찌개	뚝배기(小)	감자, 호박, 두부, 바지락			1		0.5			90
	밥 210g	밥 1공기	3							300
불고기 (1인분)	양념포함 250g	소고기, 배, 양파, 설탕	(5g)		3		0.5	0.5	0.5	300
비빔밥	200g 정도	소고기, 고사리, 당근, 무 시금치, 콩나물, 고추장, 설탕	0.5 (2g)		1.5		2.5	1.5		280
	밥 210g	밥 1공기	3							300
삼계탕	영계 1마리 찹쌀 30g	영계, 마늘, 대추, 찹쌀 국수사리	1.5		6.5					800
설렁탕	고기 50g 당면 15g	양지고기, 사골, 당면	0.5		1.5					160
	밥 210g	밥 1공기	3							300
순두부 백반	뚝배기(小)	순두부, 돼지고기, 바지락, 달걀			3		0.5	1		280
	밥 210g	밥 1공기	3							300
육개장	고기 50g 달걀 20g	소고기, 고사리, 대파 달걀			1.5		1.5	1		190
	밥 210g	밥 1공기	3							300
전복죽		쌀, 전복, 참기름	2	0.5				1.5		290

(2) 일식

※ 곡류군의 ( ): 단순당 함량 표

음식명	제공형태 제공량	주내용물	곡류군	어육류군			채소군	지방군	과일군	열량 (kcal)
				저지방	중지방	고지방				
대 구 매 운 탕	뚝배기(大)	대구, 콩나물, 양파, 쑥갓		3			3			210
	밥 210g	밥 1공기	3							300
메밀국수	삶은면 350g 정도 국물 250cc	메밀국수, 양념장	4.5							450
생선초밥	1인분 250g 정도	전복, 장어, 문어, 새우, 참치, 새조갯살, 밥, 설탕	2.0 (6g)	1.5	0.5					340
유부초밥	10개 300g 정도	유부, 밥, 설탕	3.0 (13g)	1.5	0.5					340
김 초 밥	10개 300g 정도	김, 맛살, 오이, 우엉 밥, 설탕	3 (6g)	0.5			0.5			360
회 덮 밥	200g 정도	참치, 상추, 양배추, 오이	(9g)	2.5			1	0.5		220
	밥 210g	밥 1공기	3							300

(3) 중식

음식명	제공형태 제공량	주내용물	곡류군	어육류군			채소군	지방군	과일군	열량 (kcal)
				저지방	중지방	고지방				
짜 장 면	한그릇	국수, 양배추, 쇼트닝, 돼지고기, 양파, 오이, 호박,설탕	4 (1g)		0.5		2	4		660
짬 뽕	한그릇	국수, 양배추, 바지락, 물 오징어, 호박, 양파, 당근	3.5	1			2.5	2		540
볶 음 밥	복음밥량 (350g) 짜장소스 (100g)	밥, 돼지고기, 양파, 당근 대파, 달걀, 짜장소스	3.5		1.5		1.5	5		720
탕 수 육	한접시 (직경 29cm)	돼지고기,달걀,녹말, 설탕, 양파, 오이, 당근, 버섯	3.5 (32g)		8.5		1.5	1.4		1780

(4) 양식

음식명	제공형태 제공량	주내용물	교환단위수							열량 (kcal)
			곡류군	어육류군			채소군	지방군	과일군	
				저지방	중지방	고지방				
돈 가 스 (포크 커틀렛)	직경 29cm 접시, 샐러드용 접시, 밥접시 스프그릇	돼지고기, 달걀, 빵가루, 곁들이는 채소(튀긴감자, 브로콜리, 당근), 채소샐러 드(양배추, 오이), 밥 또는 빵, 소스 포함, 크림스프	4.5		2.5		1.5	7		980
안 심 스테이크	직경 29cm 접시, 샐러드용 접시, 밥접시 스프그릇	소고기, 곁들이는 채소, 채소샐러드, 밥 또는 빵 소스포함, 크림스프	3.5		4		1.5	4		860
생선가스 (생선 커틀렛)	130g 정도 (생선 튀긴것)	동태살, 빵가루, 달걀, 밀가루, 곁들이는 채소, 밥, 크림스프	4	2	0.5		1.5	7		880
햄 버 그 스테이크	180g 정도 (patty)	소고기, 돼지고기, 빵가루, 달걀, 양파, 곁들이는 채소, 밥, 소스, 크림스프	4		4		2	3.5		900
김 치 볶음밥	400g 정도	김치, 소고기, 양파, 당근, 피망, 밥	3.5		0.5		2	4		610
오 므 라이스	20×30cm 타원형 접시 400g 정도	소고기, 당근, 피망, 케찹, 밥, 양파, 달걀	3.5		1.5		2	4		680
카 레 라이스	20×30cm 타원형접시	돼지고기, 양파, 감자, 당근, 샐러리, 카레, 밥	4.5		1		1.5	1		600
피 자	regular 9 inch 480g 정도	밀가루, 토핑(피망, 페파로 니, 소고기, 돼지고기, 햄, 양송이), 모짜렐라 치즈, 피자소스	5.5		2	3.5	1	1		1120
햄 버 거	40g 정도 (patty)	햄버거빵, 소고기, 돼지고 기, 빵가루, 마요네즈	2		1		0.5	1		330

(5) 분식

음식명	제공형태 제공량	주내용물	곡류군	어육류군			채소군	지방군	과일군	열량 (kcal)
				저지방	중지방	고지방				
돌 냄 비 우 동	돌솥	국수, 흰떡, 어묵, 튀김새우, 대추, 맛살, 밤, 은행, 달걀	4	1.5	1					550
수 제 비	한그릇	밀가루, 감자, 바지락, 애호박	3.5	0.5			0.5	0.5		410
칼 국 수	800g 정도 (물 500cc 포함)	밀가루, 사골, 소고기, 애호박	3.5		1		0.5	0.5		720
고기만두	1인분 10개 300g 정도	밀가루, 무말랭이, 돼지고기, 대파, 간장	2		1		2.0	0.5		340
사 골 만 두 국	한그릇 (사골, 고기)	밀가루, 숙주, 돼지고기, 양파, 두부, 소고기 사골, 달걀지단	1.5		2.5		2	1		420

(6) 기타

식 품 명	어림치	중량 (g)	열량 (kcal)	식 품 명	어림치	중량 (g)	열량 (kcal)
라 면	1개	120	500	프 렌 치 토 스 트	1쪽	30	100
컵 라 면	1개	65	300	애 플 파 이	1쪽	90	295
김 밥	1개	30	40	피 자	1쪽	100	250
유 부 초 밥	1개	30	50	핫 도 그	1개	100	280
찹 쌀 떡	1개	70	160	햄 버 거(맥도널드)	1개	100	260
개 피 떡	1개	30	80	햄 버 거 (버거킹)	1개	130	310
송 편	1개	20	60	켄터키프라이드치킨	1쪽	70	210
소 보 로 빵	1개	60	200	셈 베 이	1개	7	25
링 도 우 넛	1개	30	125	아 이 스 크 림	1개	60	100
카 스 테 라	1개	100	317	밀 크 세 이 크	1컵	240	340
파 운 드 케 이 크	1쪽	70	230	초 콜 릿	1개	30	150
핫 케 이 크	1개	70	200	캐 러 멜	6개	30	120

11) 술과 음료의 당질함량 및 열량 (가나다순)

식 품 명	중량(g)	목측량	당질(g)	열량(kcal)	비 고
보 리 밥	70	1/3공기	23	100	보리 20~30%
술					
드라이진	40	1잔	0	100	알코올 38%
막걸리	750	4컵쯤	9	100	
맥주	200	1컵	8.8	100	알코올 4%
브랜디	40	1잔	0	100	알코올 40%
소주	60	1.5잔	0	100	알코올 25%
위스키	40	1잔	0	100	알코올 40%
청주	90		3.6	100	알코올 16%
포도주(백)	120		2.4	100	알코올 12%
포도주(적)	120		0.84	100	알코올 12%
음료					
사이다	100	1/2컵	9.1	36	
식혜	100	1/2컵	22.7	100	
유자차	100	1/2컵	9.1	32	
인삼차	100	1/2컵	9.6	33	인삼가루 10g
커피	100	1잔	6.3	41	커피 1.5g, 프림 7g
코코아	100	1잔	7.1	33	코코아가루 10g
콜라	100	1/2컵	10.0	40	

1컵 = 200cc, 소주잔 1잔 = 40cc

※ 비교기준식품으로 20~30%의 보리밥 1교환단위를 제시하였다.

▶▶ 흡연과 술

임신부에게 당뇨병이 있든지 없든지 상관없이 흡연과 높은 태아의 발달을 위해 매우 해롭습니다. 그러므로 흡연을 하신다면 당장 끊어야 하며 철저하게 제한하고 높은 마시지 않아야 합니다. 어떤 약이든 먹기 전에 의사와 상담하십시오. 약에 따라 태아에게 지장을 주는 약이 있기 때문입니다.

12) 고 섬유소 식품

섬유소를 많이 함유하고 있는 식품들을 식품군별로 분류하여 각 식품군의 1교
환단위 중량에 들어있는 섬유소의 양을 그램(g)으로 표시합니다.

식품군	식 품	1교환단위당 섬유소량(g)
곡 류 군	감자, 고구마 현미 옥수수	0.5~1 0.39 0.35
어육류군 (중등지방군)	검정콩	0.9
채 소 군	고비, 깻잎, 고사리, 냉이, 달래, 더덕, 도라지, 두릅, 무말랭이, 물미역, 생취나물, 풋고추	1g 이상
	가지, 고구마순, 고추잎, 근대, 느타리, 당근, 무, 부추, 샐러리, 싸리버섯, 양송이, 연근, 열무	0.5~1
지 방 군	들깨 참깨	2.24 0.4
과 일 군	건대추, 단감, 딸기, 복숭아(신도), 사과(후지), 살구, 앵두, 참외, 토마토	1g 이상
	귤, 메론, 배, 복숭아(황도), 생대추, 파인애플	0.5~1

▶▶ 식이섬유!

섬유질은 임신기 후반의 변비를 예방하는데 효과적입니다.

고섬유 식사는 장에서 포도당의 흡수를 지연시키므로 식후 급격한 혈당상승을 감
소시키고, 공복과 식후에 중성지방과 콜레스테롤을 감소시키는 효과가 있습니다.

특히, 탄수화물이 많은 식사일수록 섬유질에 의한 혈당과 고지혈등 개선의 효
과가 뚜렷하므로 고탄수화물 식사 시에는 섬유질 섭취를 증가시키는 것이 좋습
니다.

13) 고 콜레스테롤 식품

콜레스테롤을 많이 함유하고 있는 식품들을 1교환단위당 콜레스테롤 함량을 밀리그램(mg)으로 표시하여 정리합니다. 콜레스테롤이 50mg 이상 함유된 식품은 가급적 피합니다.

콜레스테롤 함량	식 품 명	무게(g)
50mg 이하	쇠고기(살)	40
	돼지고기(살)	40
	닭고기(살)	40
	참도미	50
	참치	50
	가자미	50
	게	50
	햄	40
	우설	40
	치즈	30
	버터	6
	마요네즈	6
	마가린	6
	베이컨	7
	땅콩버터	7
	우유	200
50mg~100mg	새우	50
	생굴	80
	건오징어채	15
	꽁치	50
	장어	50
	뱀장어	50
100mg 이상	소간	40
	물오징어	50
	달걀	55
	런천미트	40

5-3 운동요법

1) 효과

건강한 임신을 위해서 매일 꾸준히 하는 운동은 중요합니다. 매일하는 운동은 혈당조절에 중요한 방법이며 스트레스를 줄이고 기분전환을 위해 효과적입니다. 또한 허리 통증을 줄이고 지구력을 유지하여 신체를 건강하게 합니다. 적절한 운동은 식욕이 없을 때 식욕을 돋구어 주고 바람직한 체중증가가 되도록 돕습니다.

임신 중 당뇨병 임신부에게 운동은 특히 중요합니다. 규칙적인 운동은 신체 내 인슐린의 작용과 효과를 상승시키며 이 효과는 인슐린이 적게 사용되더라도 혈당이 정상으로 유지되도록 합니다. 규칙적인 운동은 특히 식후 혈당을 낮추는 효과가 있고 활동적인 생활을 하던 여성은 중증도의 운동을 계속 할 수 있습니다.

2) 주의점

운동 시에는 신체의 반응에 주의를 기울여야 하는데 과도한 운동은 오히려 해가 될 수 있습니다. 특히 임신 중의 운동은 의료진과 상의하는 것이 바람직합니다. 임신 전에 하던 운동도 임신 중에는 운동의 강도를 조절하고 격한 운동, 운동 중 낙상할 수 있거나 큰 충격이 가해지는 운동 등은 분만 때까지 중단해야 합니다. 일반적으로 운동 중의 심박 수가 140회/분을 넘지 않도록 하며 1회 운동이 20분을 넘지 않도록 합니다. 라켓볼, 배구, 농구 등의 운동은 근육, 관절, 인대에 손상을 줄 수 있기 때문에 임신 중에는 피해야 하고 수상스키, 스키 등도 빠른 속도로 넘어질 가능성이 있기 때문에 피해야 합니다. 임신 전 자전거타기, 조깅 등은 좋은 운동이지만 임신 중에는 조깅은 속보로 대신하며 자전거타기는 자궁 수축을 유발하므로 제한합니다.

운동 중 통증이 있거나 어지럽거나 호흡이 가쁘거나 쓰러질 것 같거나 심장이 두근거리거나 허리 또는 골반의 통증이 있거나 하혈이 있을 경우는 즉시 운동을 멈추어야 합니다. 또한 더운 날씨와 습한 날씨, 그리고 몸에 열이 있을 때는 운동은 삼가 하는 것이 좋습니다.

특히 임신 중 운동시에는 탈수되는 것을 예방하는 것이 매우 중요하며 전문가들은 운동 전, 후와 운동 도중에 물을 마시도록 하여 탈수가 오지 않도록 제안하고 있습니다. 어떤 운동이 좋은지 의사 및 당뇨병교육자와 상담하시고 주의점, 또는 특별히 고려해야 할 점에 대해 아는 것이 바람직합니다.

3) 가능한 운동

임신기간이 운동을 새롭게 시작해야 할 시기는 아니므로 속보 즉 힘차게 걷는 것이 운동을 처음하시는 분이나 임신 전 활동적이지 않았던 여성을 위해서 좋은 운동입니다. 식사 후 속보는 혈당을 조절하는 데 매우 도움이 될 수 있습니다. 하루 2회 20분씩 식사 30분 후부터 시작합니다. 15~20분의 속보는 20~40mg/dL의 혈당을 저하시킬 수 있습니다. 수영도 임신부가 할 수 있는 좋은 운동입니다. 수영은 관절에 부담을 주지 않기 때문에 부상을 입을 위험성이 적습니다. 임신부도 에어로빅에 참가할 수는 있지만 운동의 강도를 낮추어 해야 합니다. 임신 중에 상체운동을 위주로 한 운동요법은 자궁수축을 일으키지 않기 때문에 규칙적인 운동으로 인슐린 요구량을 줄일 수 있습니다.

Tip

운동을 무조건 많이 하면 혈당이 떨어질까요? 정답은 아니죠? 너무 많이 하시면 오히려 피곤해지고 그러면 혈당이 올라갑니다. 뭐든지 무리하지 마시고 꾸준히 하시는 것이 좋아요. 그러니까 토끼와 거북이 이야기 생각이 나네요. 혈당관리는 매일매일 하는것이 중요합니다. 식사 또한 매일 하니까요.

4) 인슐린 치료와 병행 시의 운동요법

임신 기간동안 인슐린이 필요하다면 몇 가지 주의점이 있습니다. 인슐린과 운동은 혈당을 낮추므로 두 가지의 작용으로 인해 저혈당이 되거나 저혈당은 아니지만 혈당을 낮게 할 수 있습니다. 이 점은 많은 분들이 겪는 문제이므로 저혈당의 증상을 알고 있어야 합니다. 증상은 혼돈, 심한 공복감, 흐려지는 시야, 떨림, 식은 땀 등입니다.

운동을 할 때 사탕이나 설탕을 지참하여 저혈당에 대비하고, 무엇보다도 저혈당이 일어나지 않도록 예방하는 것이 더욱 중요합니다. 운동을 식사 직후에 한다면 간식은 운동 후에 드시고, 운동을 식후 2시간 이상 경과된 후에 한다면 간식은 운동 전에 드시는 것이 좋습니다. 1 교환단위의 과일은 약 30분 정도의 짧은 운동시간 동안 혈당을 정상으로 유지시켜 줄 수 있습니다. 계속 저혈당이 같은 시간에 일어난다면 즉시 주치의와 상의하시기 바랍니다.

5-4 인슐린요법

1) 목적

인슐린요법은 식사요법 및 운동요법으로 공복 혈당이 95mg/dL, 식후 1(2)시간 혈당이 140(120)mg/dL 이하로 유지되지 않을 때 시행합니다. 인슐린요법을 적극적으로 시행하면 거대아 발생률을 비롯한 주산기 합병증의 빈도를 감소시킬 수 있습니다. 인슐린요법은 임신기간에 한정되며 임신성당뇨병 임신부의 15~25%, 당뇨병임신부는 대부분 임신 전 혹은 임신초기부터 시행합니다. 인슐린은 태반을 통과하지 못하므로 태아에게 안전하며, 모체의 고혈당을 줄여 태아의 고인슐린혈증을 예방해줍니다.

2) 방법

인슐린은 안전하므로 필요한 경우에 꼭 사용해야 합니다. 인슐린이 중독된다거나 임신 중 인슐린을 맞는다고 당뇨병에 걸리는 것은 아니며 한 번 맞는다고 평생 맞아야 하는 것도 아닙니다.

인슐린은 단백질로서 입으로 먹는다면 다른 단백질처럼 소화가 되어버립니다. 주사로 맞는 인슐린이 정확한 방법이며 이 때문에 다소 불편감이 있을 수 있습니다. 인슐린 주사가 필요할 때는 스스로 인슐린 주사를 하실 수 있도록 방법을 알려드릴 것입니다. 혈당을 정상으로 유지하기 위한 인슐린 용량은 임신 진행에 따라 증가합니다. 이것은 자연스러운 것이지 당뇨병이 점점 더 악화되는 것을 의미하는 것이 아닙니다. 또한 임신 결과나 문제가 더욱 심각해진 것을 의미하는 것도 아닙니다. 많은 정상적인 임신 진행과정에서 태반이 발달하고 이에 따라 인슐린의 작용을 방해하는 호르몬의 수준이 계속적으로 높아집니다. 특히 임신 중반기 이후에 인슐린 저항성이 현저하게 증가하기 때문에 인슐린 요구량이 지속적으로 증가하여 임신기간동안 인슐린 요구량은 2~3배로 증가합니다. 경우에 따라서는 하루에 2-4회의 인슐린 주사가 필요할 수도 있습니다.

집에서 측정한 혈당 검사는 인슐린 치료가 필요한지 여부를 결정하는 중요한 자료가 됩니다. 스스로 혈당을 관찰하여 초기 고혈당일 때 인슐린 치료를 시작함으로써 고혈당에 노출되는 것을 예방할 수 있습니다. 병원에 오시지 않는 날은

Tip

다들 인슐린에 대한 선입견이 있으신데요. 그럴 필요 없습니다. 요즘은 혈당이 높지 않아도 인슐린을 초기에 사용하는 상황이고 특히 임신하신 경우는 경구 약보다는 보다 안전한 인슐린을 사용하는 것이 정석처럼 되어 있으니 누가 뭐래도 혈당이 높을 경우 투정 마시고 인슐린 맞는 것을 열심히 배우시는 것이 아가를 위하는 길이지요. 아기가 말하는 소리 들리네요? "엄마 힘내세요!" 제가 늘 느끼지만 '여자보다 엄마는 강하다' 는 사실입니다.

당뇨병 교육자에게 연락하십시오.

① 당뇨병임신부

당뇨병임신부의 대부분은 인슐린 강화요법으로 정상 범위의 혈당을 유지할 수 있습니다. 인슐린 강화요법은 혈당에 따라 인슐린 주사량을 가감할 수 있는 알고리즘을 이용하여 하루 3회의 초속효성인슐린을 매 식전에 주사하거나, 필요에 따라 중간형인슐린이나 지속형인슐린을 하루 1~2회 초속효성인슐린과 함께 주사합니다. 인슐린 주사량은 임신 중기 이후에 계속 증가하는 경향을 보이므로 자가혈당 측정을 통해서 인슐린 주사량을 늘려 주어야 합니다. 원하는 혈당수준을 유지하기 위해서 많은 형태의 인슐린을 사용할 수 있습니다. 예를 들면 어떤 임신부는 두 번의 중간형과 속효성 인슐린을 혼합하여 맞음으로 혈당조절이 잘 될 수 있고, 다른 경우는 식사 전 초속효성 인슐린과 취침시 중간형 인슐린(또는 지속형 인슐린(Detemir))을 투여하므로 혈당 조절이 순조로울 수 있습니다. 임신에 따른 인슐린 요구량의 변화에 맞게 인슐린 양을 조정할 수 있도록 식사 시간, 양, 활동량을 일정하게 유지하는 것이 중요합니다.

인슐린펌프를 이용하여 피하로 인슐린을 계속 공급하는 것(CSII)은 당뇨병임신부가 정상 또는 정상에 가까운 혈당을 유지하는 효과적인 방법이지만 인슐린펌프를 사용하는 임신부는 인슐린공급이 중단됨으로써 일어날 수 있는 합병증을 피하기 위해 철저한 교육을 받아야 합니다.

② 인슐린의 종류

Insulin	작용시간	최대효과시간	지속시간
Rapid-acting Lispro(Humalog®) Aspart(Novorapid®)	5~15min	30~90min	5hr
Intermediated-acting Isophane insulin(NPH)	2~4hr	4~10hr	10~16hr
Long-acting Detemir(Levemir®) Glargine(Lantus®)	4~6hr	No peak	20~24hr
Premixed 70% NPH/30% regular 75% NPL/25% lispro 70% NPL/30% Aspart	30~60min 5~15min 5~15min	Dual Dual Dual	10~16hr 10~16hr 10~16hr

③ 인슐린 보관법

최근에 나오는 정제 인슐린은 직사광선만 피하면 실온에서 보관하여도 한달 정도는 변하지 않으며, 사용중인 것도 여행중에 1개월 정도 인슐린을 휴대할 수 있습니다(직사광선과 고온을 피할 것). 하지만 사용하지 않는 인슐린은 냉장고 또는 서늘한 곳(4~10℃)에 보관하는 것이 가장 좋습니다. 그렇다고 인슐린 병을 얼려서는 안됩니다. 최근에는 만년필형 인슐린이 많이 사용되며 이는 외출이나 여행 시에 편리합니다.

④ 인슐린 주사부위

인슐린 주사부위는 신경, 혈관의 분포가 적고 관절부위를 피해서 환자 자신이 주사를 놓을 수 있는 피하지방층을 이용합니다.

팔-다리-배를 이용하여 인슐린 주사를 맞을 수 있으며 임신기간 동안만 단기간 맞으신다면 복부만을 이용할 수 있습니다.

복부는 운동에 의해 인슐린 흡수율이 변화되는 것을 피할 수 있으며 통증이 덜 하므로 많이 사용합니다. 임신부도 복부에 놓는 것이 좋으며 아가에게 닿지 않으니 너무 염려 안하셔도 됩니다.

여러 부위를 돌아가면서 맞을 경우는 인슐린 흡수율이 다르므로 한 부위를 다 사용하고 다른 부위로 옮겨가는 것이 좋습니다.

비만도에 따라 인슐린 주사침의 길이를 선택할 수 있습니다.

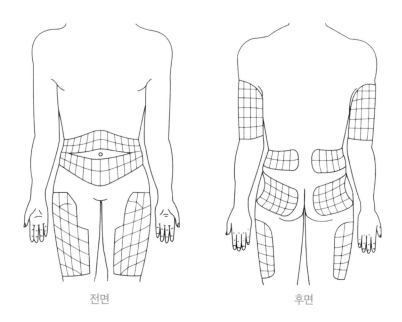

전면   후면

⑤ 인슐린주사(실제)

인슐린 펜 주사침은 1회 사용을 원칙으로하며 재사용시에도 바늘을 소독하지 않습니다.

■ 준비물

: 처방받은 인슐린펜, 1회용 펜 주사침, 알코올솜, 탈지면(휴지), 혈당기록지, 인슐린, 주사부위 그림표

(1)인슐린 주사시 유의사항

준비물을 항상 깨끗이 보관하며 적절한 주사부위를 선택합니다. 주사할 인슐린의 용량이 정확한지 확인합니다. 주사부위는 돌려가며 맞아야 부작용이 덜 하므로 당뇨병교육실 주사부위표를 참조하십시오.

(2) 펜형 인슐린주사

①펜 인슐린 주사방법

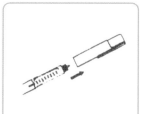

① 인슐린 주사부위는 상완부 바깥쪽, 대퇴부 바깥쪽, 허리선 아래 둔부, 배꼽부위 5cm 정도의 반경을 제외한 복부 전체 등입니다. 임신부의 배가 커질경우 배꼽 라인 위쪽이 통증이 덜 합니다.

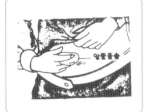

② 알코올 솜으로 주사부위를 소독합니다. 이때 알코올 솜으로 중심에서 시작하여 외측으로 나아가며 넓게 소독합니다. 알코올이 마르도록 3-5초 이상 기다립니다.

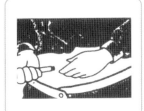

③ 주사침이 다른 곳에 닿지 않도록 하면서 조심스럽게 쥡니다. 배에 주사할 경우 피부를 들어올리지 않고 70~90도 각도로 하여 단번에 재빨리 피부를 찌르도록 합니다. 비만도에 따라 펜 주사바늘을 구입합니다(4-8mm).

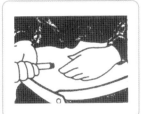

④ 인슐린 주입버튼을 눌러 줍니다. 이때, 주입버튼을 끝까지 눌러주고 있어야 합니다. 주사 후 바늘을 피부에서 뺄 때까지 주입버튼을 엄지손가락으로 눌러줄 때 힘을 안주면 간혹 인슐린 용기 내로 피가 들어갈 수 있습니다. 따라서 주입버튼을 누른 채 바늘을 피부에서 빼 주십시오. 또한 주입버튼을 끝까지 누른 후에도 천천히 최소한 셋에서 열까지(펜type에 따라 다릅니다) 센 후 바늘을 빼 주십시오.

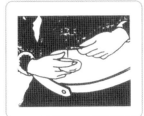

⑤ 인슐린 주사가 끝나면 주사한 부위는 새 알코올 솜을 대고서 주사바늘을 뽑아낸 뒤, 알코올 솜으로 주사부위를 부드럽게 3-4초 정도 눌러줍니다. 이 부분을 문질러서는 안됩니다.

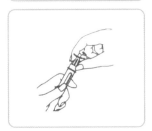

⑥ 주사 후 즉시 주사침 바깥 뚜껑을 덮은 후 펜 주사침의 나사를 빼주어야 합니다. 추위에 노출되면(겨울에 바깥온도에서 방치된 경우)인슐린 몸체 안의 내용물들은 위축되게 됩니다. 이럴 때 바늘을 빼지 않았다면 다음 주사 시까지 몸체 안에 공기가 들어가는 결과를 초래합니다. 반대로 따뜻한 곳에 노출되었다면(여름에 바깥온도에 노출된 경우) 인슐린 몸체는 팽창하게 되어 인슐린이 바깥으로 새어나오게 됩니다.

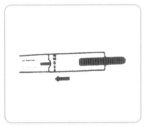

⑦ 주사 후에는 캡을 쓰워서 보관합니다.

⑧ 1회용 주사바늘의 재 사용을 금합니다.

⑨ 사용중인 인슐린은 15~29℃, 적어도 30℃를 넘지않는 곳에서 실온 보관합니다(28일 가능). 새로받은 인슐린은 사용 전까지 반드시 냉장고 야채박스(2~8℃)에 보관합니다.

② 노보라피드 플렉스 펜 준비과정

주사준비

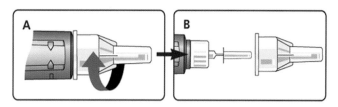

- 소독용 알코올 솜으로 고무막을 소독, 종이마개를 벗겨낸다.
- 주사침을 끼운다(그림A)

공기방울 제거

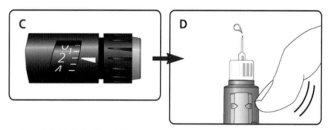

- 2단위를 설정한다(그림C).
- 플렉스 펜을 위로 향하게 하고 손가락으로 부드럽게 톡톡 두드린다 (그림D).
- 주사침을 위로 향한 채로 설정한 2단위를 주사한다.

주사하기

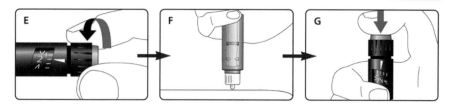

- 주사할 만큼 다이알을 돌려 용량을 설정한다(그림E). 카트리지에 남은 양보다 많은 용량은 설정이 되지않는다. 주입버튼을 눌러 피부에 주사한다(그림F). 최소한 6초 이상 누르도록 한다.

주사후

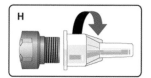

- 주사침을 캡을 씌워서 빼낸 후 (그림H) 주의하여 버린다. 매 주사시 마다 새로운 주사침을 사용하도록 한다.

③ 휴마로그 준비과정

주사준비

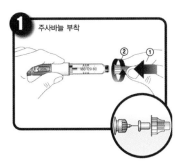
1 주사바늘 부착

• 주사바늘을 화살표 방향으로 돌려 끼우고, 겉뚜껑과 속뚜껑을 뺍니다.

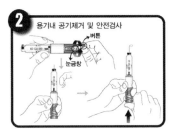
2 용기내 공기제거 및 안전검사

• 인슐린 용량을 2단위로 맞춘 후 펜을 위로하고 버튼을 눌러 인슐린이 바늘 끝에 맺히는지 확인합니다.

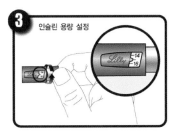
3 인슐린 용량 설정

• 용량설정 다이얼을 돌려 주사할 만큼 용량을 조절합니다.

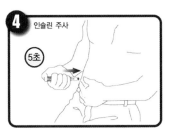
4 인슐린 주사

• 주사부위에 바늘을 재빨리 찌르고(통증경감) 천천히 눌러줍니다.
• 주사 후 버튼을 누른 채 5초를 센 후 주사바늘을 뺍니다.

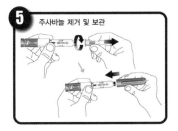
5 주사바늘 제거 및 보관

• 주사 후에는 주사바늘 겉뚜껑을 끼운 후 돌려서 바늘을 분리하고 사용중인 인슐린은 실온 보관합니다.

(3) 인슐린치료의 부작용

① 저혈당증

저혈당은 규칙적인 식사생활을 하지 않거나 심한 운동, 인슐린 용량을 잘못 계산하여 늘려 맞은 경우에 발생합니다. 따라서 인슐린요법으로 혈당을 조절하는 경우에는 규칙적인 식사생활과 운동을 하며 몸이 아플 경우에는 자주 혈당검사를 실시하여 적절한 조치를 취해야 합니다.

② 지방이양증

같은 부위에 반복하여 인슐린을 맞으면 피하지방 조직이 적어져 움푹 패이거나, 비대해지는 수가 있습니다. 하지만 인슐린 주사부위표를 사용하여 맞는 경우 이러한 합병증을 예방할 수 있습니다.

③ 인슐린 알레르기

인슐린 주사부위에 부종, 발적, 종창, 통증이 생길 수 있습니다. 1 주일정도 지나면 자연적으로 소실되나, 증상이 심해지면 담당의사와 상의해야 합니다.

④ 인슐린 항체에 의한 인슐린 저항성

아토피의 병력이 있거나 간헐적으로 인슐린을 투여하였던 환자에게서 발생하는데 인슐린 요구량이 예상외로 많이 필요할 때 의심할 수 있습니다.(성인의 경우 1일 1.5U/1kg이상)

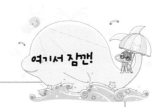

여기서 잠깐!

관리 세부사항

- 오래된 혈당측정기나 인슐린 투사법은 반드시 교육자에게 확인 받습니다. 교육자는 검사실에서 정맥혈로 혈당을 측정한 결과를 자가 혈당측정기의 모세혈관혈액의 혈당값과 비교할 것입니다. 이상적으로 혈당측정기의 값은 검사실 수치의 10~15% 내에 있어야 합니다

- 포도당과 케톤은 태반을 통과하지만 엄마의 인슐린과 글루카곤은 태반을 통과하지 않습니다.

- 임신 시 인슐린 치료로 저혈당의 증상 ,징후, 이유, 치료, 예방 등에 대해 가족들도 알게 하고 저혈당 대처방법을 배우도록 합니다.

- 인슐린투사는 부위를 돌려가며 투입하며 임신부도 복부로 돌려가며 투여하는 것이 좋습니다.

- 자주 병원을 방문합니다. 보다 자주 당뇨병 상담자를 방문하는 것은 정상에 가까운 혈당을 유지하도록 돕습니다.

검사종류

- 기형아 검사 : 임신 15~20주
- 정기적인 초음파 : 임신초기, 임신중기, 임신 33주, 임신 38주 경
- 태아의 심박수 : 마지막 6~8주 동안에 규칙적으로 확인
- 소변검사 : 알부민과 박테리아를 위해 규칙적으로 확인
- 혈압과 체중 : 규칙적으로 확인
- 안과 검사 : 규칙적인 확인

5-5 산전진찰

임신부의 궁극적인 걱정은 "과연 내 아이가 건강하게 태어날까?" 하는 것입니다. 임신 중 당뇨병임신부는 산전 진찰을 통해 태아가 건강한지 또는 잘 성장하고 있는지를 확인해야 하고 산과 합병증의 발생 여부를 점검해야 합니다. 이를 위해서 임신후기까지 분만하기 전 태아의 상태를 알 수 있는 검사가 계속 이루어져야 합니다.

당뇨병여성인 경우 임신 전부터 철저한 혈당조절을 위해서, 또 당뇨병성 합병증

이나 다른 질환으로 임신 중 발생할 수 있는 문제를 미리 예방하기 위하여 당뇨병 전문의의 진찰을 받아야 합니다. 또한 임신 이전에 산과 전문의의 진찰을 받아 풍진의 면역 상태, 빈혈의 유무, 혈액형 등을 검사하여야 합니다. 고용량의 엽산이 당뇨병 임신에서 흔한 신경관결손 등의 기형 예방 효과가 있습니다. 또 정상 임신부보다 더 자주 산전진찰을 받아야 합니다. 임신 초기에는 방광염 등 감염증과 자연유산이 발생할 가능성이 있기 때문이고, 임신 후기에는 임신중독증, 조산, 양수과다증, 태반기능의 이상 등이 발생할 수 있습니다. 특히 당뇨병성 합병증을 가진 여성은 임신중독증, 태반기능 저하로 인하여 태아의 성장이 지연될 가능성이 높기 때문에 더 자주 산전진찰을 받아야 합니다. 임신 중기(16~20주)에는 혈청 알파-피토프로테인(태아 당단백검사), 초음파, 태아 정밀검사 등을 검사하여 태아의 기형을 확인하고 임신후기(28주 이상)에는 적절하게 태아가 성장하고 있는지를 보기 위해 태아활동성 확인, 비수축검사, 자궁수축검사, 태아생물물리학적검사, 초음파검사, 폐 성숙도검사 등을 하게 됩니다. 특히 분만 전의 초음파검사는 태아의 체중과 복위를 측정하여 분만 시기 및 방법을 결정하는데 중요합니다.

다음의 8가지 검사는 임신기간에 시행되는 검사입니다.

1) 초음파

초음파는 높은 주파수의 짧은 파동을 이용하며 낮은 진동 소리의 파도를 형상화한 것입니다. 세계 제2차 대전 당시 물 속에 있는 적의 잠수함을 찾아내기 위해 처음 사용했으며 그 후 초음파는 산부인과에서 안전하게 사용되어 오고 있습니다. x-ray와는 다르게 태아에게 방사능의 노출이 없습니다.

임신초기 초음파검사는 정확한 임신 주수와 신경관 결손과 같은 기형의 유무를 확인하는데 도움이 됩니다. 임신중기의 정밀초음파는 선천성 심장기형과 같은 기형아를 선별할 수 있습니다. 임신 28주 이후는 태아의 성장과 양수 및 태반의 상태를 평가할 수 있습니다.

예정일은 유도분만이나 제왕절개를 하기 위해서 매우 중요하므로 가끔 마지막 생리 날짜가 예정일을 알기에 충분하지 않을 경우 특히 초음파가 임신 지속 기간과 예정일을 정확히 알 수 있도록 검사합니다.

초음파검사를 이용한 부당중량아의 예측에 관해서도 많은 연구가 진행되고 있습니다. 경증의 임신성 당뇨병 임신부에서 임신 29~33주에 태아 초음파검사로 태아 복부둘레를 측정한 후 복부둘레가 정상임신부 태아의 75백분율을 초과하

는 경우에 인슐린 치료를 추가하여 혈당을 낮추면 부당중량아 발생빈도를 감소
시킬 수 있다고 보고되었습니다.

2) 태동검사

스스로 태아의 상태를 확인할 수 있는 검사입니다.

태아의 움직임은 일반적으로 태아의 안녕을 확인하는 방법으로, 임신후기 동안
태아의 움직임에 대해 규칙적으로 확인하도록 해야 합니다. 때때로 바로 눕거나
옆으로 누워서 시간에 따라 태아의 움직임이나 발차기 등의 횟수를 세어 보도록
합니다. 2시간 동안 10회 이상의 움직임은 정상으로 간주 됩니다. 만일 태아의
움직임이 10회에 못 미치는 경우 산부인과 주치의에게 연락을 하도록 합니다.

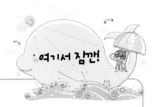

▶▶▶ **아기가 작다면 반드시 신경쓰세요**

아가가 적다고반드시 좋은 건 아니에요. 임신 주수에 맞아야 하지요. 너무 작게
낳으면 아가에게 갈 영양분이 제대로 가지 못했다는 증거이고 제대로 발육하지
못해요. 그래서 엄마 몸무게가 계속 줄거나 운동을 지나치게 많이 하시면 아가
가 잘 자라지 못합니다.

3) 태아 관찰

태아 심박동 관찰은 신축성있는 띠로 엄마의 복부에 장치를 둘러 도플러라고
불리는 아주 작은 마이크에 의해 태아의 심박동 수를 기록합니다. 다른 장치로
자궁수축동안 복부의 수축을 측정합니다. 강도 측정과 수축의 실제적인 횟수로
표현됩니다.

4) 비수축검사 (Non-stress test, NST)

Non-stress 검사는 비침습적인 방법으로 태아의 움직임이나 자궁수축을 알기
위한 안전한 검사입니다. 건강한 태아가 계속적으로 움직일 때 심박동수가 증
가하는 원리로 태아의 건강을 확인하기 위해서도 가장 널리 쉽게 사용됩니다.
태동은 자연적이거나 임신부의 복부를 문지르거나 특수하게 고안된 기구로 복
부 위에서 인위적인 소리를 유발시킴으로써 일어납니다. 태동이 감지될 때 태

아의 심박동 기록이 이루어지는데 만일 심박동수가 증가한다면 정상입니다. 반대로 심박동 수가 증가하지 않는다면 태아가 수면 중일 수 있습니다. 혈관 합병증이 있는 당뇨병임신부는 더 일찍, 더 자주 검사를 해야 하고 자극 후에도 태아가 반응하지 않는다면 "수축검사(stress test, oxytocin challenge test)" 가 시행됩니다.

5) 수축검사 (Stress test, oxytocin challenge test, OCT)

태아에게 인위적으로 스트레스를 주는 것으로 매 자궁수축 시마다 태아는 순간적으로 혈액과 산소공급을 충분히 받지 못하게 됩니다. 대부분의 태아는 이것이 문제가 되지 않지만 일부의 태아는 이 스트레스를 견뎌내기 힘들어 하고 이 때 태아의 심박동의 형태가 이상을 보입니다. 이 검사는 정상 분만시 임신부에게서 분비되는 옥시토신이라는 호르몬을 임신부에게 투여하여 자궁의 수축을 일으키도록 합니다. 태아심박동수의 후반기 감속(late deceleration)이 자궁 수축 횟수의 50%이상에서 일어날 때 의미가 있다고 간주하며(양성) 이 경우 태아가 위험하기 때문에 분만을 서둘러야 합니다. 이 검사는 조금 불편할 뿐 아프지는 않습니다.

6) 생물리학적검사

생체학적 계수(biophysical profile)는 자궁내의 환경에 잘 적응하는 태아와 사산 위험이 높은 태아를 구별하기 위한 또 다른 검사입니다. 이 검사는 비수축검사에 반응이 없거나 수축자극검사가 양성일 때 시행됩니다. 이 검사는 5가지 평가항목으로 구성되어 있습니다.

초음파로 태아호흡, 태아움직임, 태아긴장도, 양수양의 4가지 부분을 평가하고 태아 심박동수는 비수축검사로 평가합니다. 각 항목마다 정상 반응이라고 판정되면 2점씩을 줍니다. 5가지 항목이 모두 정상인 경우 10점이고 가장 낮은 점수는 0점입니다. 8~10점이면 태아의 건강은 양호한 것으로 생각할 수 있고 6점 이하이면 분만을 고려하거나 재검사를 시행합니다.

7) 양수천자

양수천자는 양막 안의 적은 양의 양수를 채취하는 것입니다. 임신중기의 양수에 있는 세포는 다운증후군과 같은 비정상적인 임신을 가려내기 위해 사용됩니다. 35세 이상의 여성은 양수 검사를 하여 다운증후군을 확인해야 합니다.

양수천자는 병원 외래에서 할 수 있는 검사이며, 일반적으로 태반과 태아가 자리를 잡는 임신 16주 정도에서 초음파를 통해 쉽게 할 수 있습니다. 바늘이 양막으로 안전하게 주입되며 양수천자의 합병증 발병률은 1%미만 입니다.

당뇨병임신부의 경우 아가의 폐성숙이 지연될 수 있으므로 분만시기를 정할 때 혹시 아가의 폐성숙도가 의심될 때 양수검사로 이를 확인할 수 있습니다.

당뇨병임신부를 위한 태아검사

	검사 방법	임신 주수
임신초기	초기 초음파검사	11~14주
임신중기	Alpha-fetoprotein	16~18주
	정밀 초음파검사	20~24주
임신후기	태동기록	26주
	비수축검사	합병증이 있으면 28주부터
		합병증이 없으면 32~34주부터
	생물리학적 검사	28~32주

8) 모체 혈청 알파-피토프로테인(태아 당단백) 검사

보통 시행하는 triple test내에 포함되어 있는 검사로 태아의 신경관 결손의 위험에 대한 부가적인 정보를 제공합니다. 당뇨병임신부 태아의 신경관 결손의 빈도는 2/100로 일반 임신부보다 10~20배 높습니다.

이 검사는 임신 16~18주에 시행하며 그 결과가 높다면 태아가 신경관 결함이나 다른 기형을 가질 수 있다는 증거를 제공하는 것입니다. 태아형성기동안의 신경관 결함은 무뇌아, 뇌 허니아(탈출증), 모든 종류의 이분척추를 야기합니다.

이 검사는 당뇨병, 부정확한 임신 주수, 다태아 임신 등에서 위양성(false positive) 결과를 나타낼 수 있으므로 양성 결과가 나타난 경우 초음파 및 양수검사를 통해 확진을 합니다.

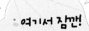

▶▶ 아가가 영향을 받으면 분만 전에 어떻게 미리 알지요?

임신 30주 이후의 초음파에서 아가의 배둘레가 당시 임신 주수의 기준치 보다 커지면 엄마의 고혈당이 아가에게 영향을 주었다고 미리 예측할 수 있다고 해요. 그렇지만 아가는 계속 변하지요. 엄마가 열심히 혈당 조절을 하면 아가는 다시 제자리를 잡아요.

5-6 자가검사

1) 자가혈당 측정

① 유용성

매일의 혈당 수치를 알기 위한 이 방법은 비용을 절약할 수 있고 집이나 직장에서 임신부 스스로 혈당을 검사할 수 있습니다. 특히 운동과 식사 양상, 스트레스가 혈당에 어떻게 작용하는지 알게 됩니다. 임신 중에는 태반이 인슐린을 억제하는 호르몬을 많이 분비하므로 하루 중 정해진 시간에 혈당을 검사하는 것은 정상의 혈당을 유지하도록 돕고 태아 보호를 위해 추가적인 인슐린이 필요한지 결정하는 중요한 자료가 됩니다.

여러 임상연구에서 식사요법 및 자가혈당 측정으로 임신성당뇨병 임신부의 거대아 발생률을 정상임신부와 같은 수준으로 낮추었다고 보고하고 있습니다. 또한 자가혈당 측정을 통해서 인슐린 치료가 필요한 경우를 결정하였을 때 거대아 및 주수보다 큰 아이의 발생을 현저히 줄일 수 있었다고 보고하고 있습니다. 이렇듯 장소나 시간에 제약이 없는 자가혈당 측정은 철저한 혈당조절이 가능하도록 하였습니다. 그러나 이 측정법은 5~15% 오차가 있으므로 진단용으로 사용하지는 않습니다.

② 측정시간

여러 임상연구를 통해서 식후 혈당을 측정하는 것이 공복혈당을 측정하는 것보다 좋은 임신성적을 기대할 수 있었고 식후 혈당은 태아 성장과 높은 상관성을 보였습니다. 보통 아침 식전과 매식후 1(2)시간 후, 취침 전에 검사를 하고 때로는 새벽 2~3시경 혈당을 측정합니다.

전화로 상담할 때나 당뇨병교육자 및 담당의사를 만날 때 이 기록을 지참하는 것이 필요하며 이 기록은 무엇인가를 결정할 때 매우 중요한 자료가 됩니다.

인슐린 치료를 받고 있는 경우 식후 혈당측정으로 초속효성인슐린의 효과를 측정하고, 새벽 3시의 혈당으로 설명되지 않은 공복 고혈당을 평가합니다.

▶▶ 혈당이 올라갈 때

마음놓으로 이렇게 계속 생각하세요. 내아기는 건강하다고, 왜냐하면 혈당이 임신 중에 떨어지면 큰 일이거든요. 갑자기 아무 이유없이 혈당이 떨어지면 꼭 태동이 있는지 살펴야 해요. 물론 많이 드시고 외식하고 스트레스 많이 받으셔서 혈당이 올라가는 것은 안되지만 열심히 하셨는데 혈당이 올라가면 우리 아가 잘크고 있구나 생각하시면 됩니다.

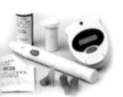

③ 혈당측정기 구성

혈당측정기는 혈액 한 방울을 얻어 가정에서 사용하거나 외출 시 가지고 다니면서 혈당을 측정하기 위해 고안된 기계로서 혈당을 측정하는데 사용되는 기구들은 아래와 같습니다.

Glucose meter(혈당 측정기)

혈당을 숫자로 표현되도록 제작된 기계입니다.

■ **Test strip(시험지 또는 테이프)**

한 방울의 혈액이 묻혀지는 화학 처리가 된 길고 가느다란 조각입니다. 유효기간이 지나지 않은 것을 사용하고 뚜껑을 열어 놓아 공기 중에 노출되지 않도록 하고 낱개로 가지고 다니지 말아야 합니다.

■ **lancet device(채혈기)**

손가락을 찌르기 위해 고안된 기구로서 빠른 시간에 찌르게 하여 통증을 경감시킵니다.

■ **Lancet(채혈 침)**

비누와 물로 손을 닦은 후 손가락 양 측면을 사용합니다. 알코올을 사용하는 경우는 완전히 마른 후에 검사를 합니다.

당뇨교육자에게 기계를 구입할 수 있는 가까운 곳을 물어 보십시오. 분만 후에는 기계가 필요하지 않을 수 있으므로 기계를 대여할 수 있는 곳도 있을 것입니다.

혈당 측정하실 때 굳이 알코올 솜을 사용하시는데 그럴 필요 없습니다. 인슐린 주사할 때와 달리 비누로 깨끗이 씻으시고 물기를 말리시면 끝. 손가락의 양쪽 측면이 덜 아픕니다. 자주하시니까 가능한 덜 아프게 하는 방법을 익히세요.

2) 케톤뇨 검사

① 케톤이란

케톤은 지방이 연료로 쓰이는 과정에서 생기는 유해성분이며 열량의 부적절한 대사와 인슐린의 부적합으로 인해 발생되는 물질로서 혈액과 소변에서 볼 수 있습니다. 많은 양의 케톤은 혈액의 산증을 동반합니다.

임신 중 케톤산증의 주요 원인은 감염이고 높은 주산기 사망률과 관련이 있습니다. 또한 공복 시에는 모체의 케톤증이 증가하므로 임신 중 지나치게 긴 공복기간 (8시간 이상)은 피해야 합니다. 케톤은 태반을 통과하며 태아에게 잠정적으로 해를 끼칠 수 있습니다(지능 저하).

② 방법

밤 동안에는 음식을 섭취하지 않은 상태로 긴 시간을 보내게 되므로 아침에 일어나자마자 검사를 합니다. 보통 주 3회를 시행하나 검출이 되는 경우는 안 나올 때까지 매일 측정합니다. 식사 전 혈당이 150mg/dL(8.25mmol/l)보다

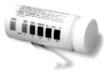

높거나 무작위 혈당이 240mg/dL이상 일 때는 어느 때에라도 케톤검사를 합니다. 특히 몸이 아플 때, 오심, 구토로 평소보다 음식을 적게 먹었을 때는 케톤 검사가 더욱 중요합니다. 소변 케톤 시험지는 혈당검사시 사용되는 시험지와 비슷하고 소변에 있는 케톤을 검출하기 위해 특수 화학처리가 되어 있습니다. 소변을 볼 때 중간소변을 묻혀 보거나 용기에 소변을 모아서 시험지를 살짝 담구었다 꺼내어 검사합니다. 지정된 시간이 지난 후에 색을 보아야 하며 용기는 항상 뚜껑을 잘 닫아 실온에 보관합니다. 습기가 많은 곳에 보관하면 색이 변할 수 있습니다. 양성이 나오면(2~3사이) 병원에 알려야 합니다.

③ 유용성

식사의 총열량 및 탄수화물 양이 충분한지 평가할 수 있는 방법으로 임신기간

중에는 지방 분해가 증가되므로 특히 중요합니다.

④ 판독

혈당은 정상인데 케톤뇨가 발견이 되면 식사량 부족이나 긴 공복기간으로 인한 케톤증을 의미합니다. 혈당이 올라가 있으면서 케톤뇨가 동반된 경우는 초기 케톤산증을 의미합니다. 케톤산증의 주요 원인은 감염이며 임신 시의 케톤산증은 매우 높은 주산기 사망률과 관련이 있습니다.

⑤ 약물과의 관계

조기진통의 치료에 사용되는 Yutopar(ritodrin)와 같은 베타-교감신경 흥분약은 혈당 조절의 악화와 케톤증을 유발할 수 있으므로 주의가 요구됩니다.

3) 저혈당 관리(인슐린 치료를 받는 경우 해당)

임신기간 중에 저혈당에 직면하게 되는 것은 혈당을 정상에 가깝게 철저하게 조절하기 때문입니다. 저혈당의 증상은 느껴지지 않을 수도 있으며 위험한 결과를 초래할 수 있습니다.(예를 들면 운전 중) 따라서 저혈당의 초기증상을 잘 알고 있어야 합니다.

① 이유

인슐린 주사를 맞으실 경우 식사량이 적거나 식사시간이 미루어지거나 운동을 평소보다 많이 했거나 인슐린의 작용시간이 최대일 때 운동을 한 경우에 나타납니다. 인슐린을 잊어버리고 2번 맞으시는 경우에도 생길 수 있습니다. 이 경우는 의학적으로 응급 상황으로 즉각적인 치료가 되어야 합니다. 저혈당은 성장하고 있는 태아보다 임신부에게 훨씬 위험하지만 태아의 건강은 임신부의 건강에 달려 있습니다.

② 증상

배고픔, 떨림, 저림, 식은땀, 시력 저하, 두통, 어지러움, 심계항진 등이 나타나며 적절히 대처를 못할 경우 의식을 잃게 됩니다.

③ 대처 방법

항상 저혈당에 대비하여 집, 직장, 차 안, 그리고 호주머니에 사탕 3개나 다른 단순당의 식품을 준비합니다. 만약 저혈당이 일어났다면 즉시 콜라, 사이다, 주스 등의 단순당질을 100ml(1/2 캔) 드시거나 사탕 3개를 빨리 깨물어 드시면 됩니다. 가족이나 동료 그리고 가까운 다른 사람들은 저혈당의 증상을 알고 있어야 합니다. 만일 스스로 해결할 수 없을 때 다른 사람들이 도울 수 있어야 하기 때문입니다. 저혈당은 예방이 중요하므로 규칙적이고 계획된 식사와 운동을 하시고 간식을 잘 활용하시면 도움이 됩니다. 만약 식사시간을 맞추지 못한다면 저혈당이 오기 전에 1교환단위의 우유를 드시는 것이 좋습니다.

5-7 입원이 필요한 경우

임신 전에 집중치료를 하지 않던 여성이 임신을 계획할 때 입원이 필요합니다.

또 자기관리 기술이 부족하거나, 오심, 구토 등으로 적절한 열량을 섭취하지 못할 때, 전화상담으로는 혈당 조절이 되지 않을 때, 고혈당이면서 케톤뇨가 동반될 때, 전자간증이나 조기진통 등의 산과적 문제가 있을 경우에도 입원이 필요합니다. 즉시 병원에 연락을 취하셔야 할 경우는 혈당이 높거나 저혈당이 일어났을 때, 소변에 케톤이 중간이상 검출될 때, 임신 중반기 이후 태동이 감소할 때, 질 출혈, 심한 두통, 흐릿한 시야, 다른 임신 합병증이 있을 경우입니다.

▶▶ 혈당관리

대부분의 임신성당뇨병 산모님들은 식후 혈당이 공복혈당보다 높겠지요? 여러 연구에서도 식후 혈당의 중요성이 강조되고 있어요. 따라서 식후 혈당의 고점을 조금이라도 끌어내리는 것이 관건인데요.

어떻게 할까요?

1. 식사를 천천히 합니다. 그러면 혈당이 천천히 올라가게 되고 혈당상승의 속도가 늦으면 고점도 낮아지게 됩니다. 그러고 보니 쉬운 이치이지요? 식사를 천천히 하기 위해서는 최소한 20분 동안 드시도록 합니다. 이렇게 하기 위해서는 수저로 밥을 드시는 것보다 남이 뭐라든 젓가락으로 밥을 드시는 것이 유리하겠지요? 제가 해본 결과이기도 합니다.^^

2. 야채와 꼭 같이 드십니다. 예쁜 파프리카도 좋고요. 브로콜리 데친것도 좋고요. 시간 없으시면 좋아하시는 야채를 물에 빠트려 팔팔 끓여 짜지 않은 국의 형태로 드시는 것도 좋습니다. 식사에 야채가 풍성할수록 혈당은 천천히 올라가겠지요? 물론 부침개나 튀김은 안되지요. 기름은 적게 사용했을 때 얘기입니다.

3. 한번에 몰아서 드시지 않습니다.

　간혹 얘기하다보면 간식을 드시지 않는다고 자랑하시던데 임신기간에는 자랑거리가 아닙니다. 자주 조금씩 드시는 것이 중요합니다. 그러니까 3-4시간마다 드시는 것이 좋습니다. 그리고 임신하시면 우리 몸의 이화작용이 빨라져서 식사하시고 소화가 빨리 되시는 것 같이 느끼실 수 있어요. 그러면 저혈당은 아닌데 저혈당 증세처럼 허기를 느끼시거든요. 이런 것을 위해서라도 자주 드세요.

4. 운동은 반드시 식후에 합니다. 이왕이면 다홍치마라는 말 아시지요?

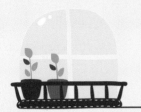

VI. 분만 및 분만 후 당뇨병 관리

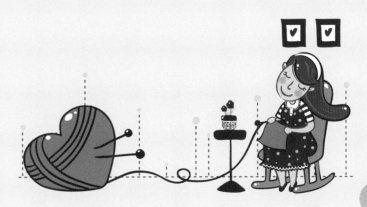

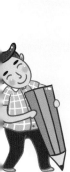

VI. 분만 및 분만 후 당뇨병 관리

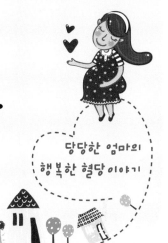

당당한 엄마의
행복한 혈당 이야기

6-1 분만

1) 당뇨병 임신부

당뇨병 임신부의 분만시기는 태아의 성장 및 성숙 정도, 태아의 안전, 그리고 임신부의 상태에 따라 결정됩니다. 조산으로 아이가 너무 일찍 태어나면 아이의 폐기능이 완전하게 성숙되지 않아 호흡이 어려울 수 있으며 당뇨병 임신부의 태아는 폐기능 성숙이 늦기 때문에 조산한다면 더욱 위험할 수 있습니다. 임신 말기에 산전진찰과 산전검사에서 특별한 이상이 없다면 분만은 진통이 올 때까지 기다립니다. 하지만 일반적으로 당뇨병 임신부에서 분만예정일을 초과하여 진통을 기다리지는 않습니다.

■ 분만

분만 중 목표는 임신부의 혈당을 정상 범위로 유지하는 것입니다. 필요한 열량을 공급하고 케톤증을 막기 위해서 포도당을 2.0~2.5 mg/kg/min의 속도로 정주하며 이 양은 마른 사람의 경우 약 5~10 g/hour에 해당합니다. 임신부의 혈당을 정상 범위로 유지하기 위해 혈당을 매 1~2시간 간격으로 측정하고 초속효성 인슐린을 수액에 섞어 정맥지속주사법을 사용합니다. 혈당을 정상 범위로 유지하면 태아 고인슐린혈증을 예방할 수 있어 결과적으로 신생아 저혈당증을 예방할 수 있습니다. 인슐린 펌프는 분만 중에도 계속 사용할 수 있으나 널리 사용되는 방법은 정맥주사로 포도당, 포타슘, 그리고 인슐린을 혼합하여 지속적으로 주입하는 방법(GIK infusion)입니다. 분만 직후에는 인슐린을 주사하지 않아도 혈당이 정상 범위를 유지하지만 시간이 지나면서 혈당은 서서히 상승합니다.

2) 임신성 당뇨병 임신부

일반적으로 태아의 건강이 위협받지 않는다면 40주에 진통이 자연스럽게 올 때까지 기다립니다. 분만 중에도 혈당을 적절하게 유지하는 것은 중요합니다. 만일 임신부의 혈당이 분만 중에 상승한다면 분만 직후 아기는 엄마로부터 받았던 고혈당이 더 이상 공급되지 않으므로 이에 대응하기 위해 분비되었던 아가의 인슐린이 혈당을 낮추어 저혈당이 일어납니다.

대부분의 임신성 당뇨병 임신부는 인슐린 투여 없이도 분만 중 정상이거나 거의 정상에 가까운 혈당을 유지하며 분만 후에는 인슐린 저항성을 제공하는 태반이 제거되어 산모의 인슐린이 저항없이 정상적인 작용을 할 수 있습니다. 그러나 분만 후 시간이 흐르면서 식사요법, 운동, 스트레스 관리에 소홀해지면 제2형 당뇨병으로 진행될 수 있습니다.

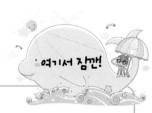

여기서 잠깐!

▶▶▶ 아가를 꼭 제왕절개를 해서 낳는다고요?

아가 머리가 위로 가 있다거나 아가가 나오기에 산도가 좁다거나 아가가 나올 예정일이 지났는데도 아가가 하강하지 않는다면 할 수 없이 수술적 방법을 사용할 수 있겠지만 정상분만이 우선이에요. 아주 오래 전에는 아가가 커진다고 38주에 제왕절개를 하기도 하였지만 요즘은 다들 혈당관리를 잘하시기 때문에 굳이 미리 제왕절개를 고려하지 않아요.

6-2 산욕기 관리

산욕이라는 용어는 아기를 낳는다는 해산의 의미가 있고 보통 분만 후 6주간을 의미합니다. 이 기간 동안 산모에게 수유를 위한 변화가 점진적으로 일어나고 자궁 등이 회복됩니다. 산욕기는 임신과 분만과정을 거친 어머니가 신체적 회복뿐만이 아니라 어머니의 역할 변화 등 심리적, 사회적 재통합이 이루어지는 중요한 시기입니다.

분만 직후에는 인슐린을 사용하는 임신부의 경우 저혈당이 올 수 있습니다. 체중감소나 모유수유 시의 저혈당을 막기 위해 영양사와의 상담이 추가로 필요할 수 있습니다. 분만 후 산후 우울증, 당뇨와 연관된 정신 사회적 요구 등 산모자신의 관리요구와 신생아 요구 사이에 균형이 필요합니다.

1) 산욕기 신체적 변화와 건강관리

① 자궁 퇴축
분만 후에 자궁이 비임신시의 크기와 상태로 돌아가게 되는 복구의 과정을 거치게 됩니다. 자궁 퇴축을 도와주기 위해서 자궁을 마사지하는 행위는 좋습니다. 복부를 너무 압박하는 옷이나 거들, 복대의 착용은 바람직하지 않습니다.

② 산후통 (훗배앓이)
초산모는 자궁근육이 주기적인 이완과 수축으로 인해서 산후통(훗배앓이)이라는 불편감을 느끼게 됩니다. 처음에는 15~30분 간격으로 생리통이 있는 것처럼 느껴지나 차츰 간격이 느려지면서 48시간 후에는 대개 없어집니다.

③ 오로
분만 후 자궁내막의 상처가 나으면서 나오는 분비물을 말합니다. 오로의 양은 사람에 따라서 개인차가 크며, 처음에는 적색으로 2~3일간 흐르다가 차츰 갈색으로 변하게 되고 약 3주 후에는 백색으로 변하면서 점차 없어지게 됩니다. 그러나 오로의 색깔이 다시 붉게 되거나 양이 많아지면 즉시 진찰을 받는 것이 바람직하고 적색오로가 끝난 후 선홍 색의 혈액이 다시 나타나면 내원하는 것이 좋습니다. 또한 오로에서 악취가 나면 감염 증상일 수 있으므로 오로의 양과 특성을 매일 관찰하는 것이 바람직합니다. 서거나 앉을 경우 오로가 갑자기 증가하는 것은 자궁과 질에 고인 분비물이 배출되는 것입니다.

④ 회음부 청결과 좌욕

회음 절개부위는 좌욕이 필요합니다. 회음 절개부위는 약간의 부종과 통증이 있으나 4~5일이 지나면 통증이 줄어듭니다.

⑤ 소변배설

분만 직후 방광의 긴장도가 저하되어 있기 때문에 방광이 팽만되지 않도록 해야 합니다. 방광이 팽만되면 산후출혈이 될 수 있어 분만 후 4~6시간 안에 소변을 봐야 합니다.

⑥ 변비

분만 전 관장과 출산으로 인해 분만 2~3일간은 변비가 올 수도 있습니다. 장의 긴장도가 회복되면 다시 규칙적인 배변습관이 형성됩니다. 충분한 수분섭취와 섬유질이 많은 식품을 섭취하면 변비 예방에 도움이 됩니다.

⑦ 피부

임신 중 나타난 기미는 보통 없어집니다. 약화되었던 손톱은 다시 임신 전의 상태로 강해집니다. 분만 후 즉시 심하게 땀이 나는 것은 정상적인 과정입니다.

⑧ 성생활

분만 후 6~8주가 되면 많은 부부들이 성생활을 다시 시작하지만 처음 6주에서 6개월 동안은 스테로이드 분비가 감소되어 질이 윤활하지 못하므로 불편을 느낄 수 있습니다. 질을 윤활하게 하기 위하여 수용성 젤이나 피임 크림 혹은 젤리 등을 의료진과 상의하여 사용하며, 부부가 서로 의논하여 체위를 고려할 수 있습니다. 육아로 인해 너무 피곤한 것도 성적인 흥미를 감소시킬 수 있습니다. 질회음 근육 운동(케겔 운동)은 장과 방광의 기능뿐 아니라 질의 기능도 회복하게 하여 성적인 만족도를 증가시킵니다.

2) 산후 체중관리 (비만 예방)

분만 직후 약 3~5 kg의 체중이 감소되며 2~3개월안에 임신 전 체중으로 감소되는 것이 필요합니다. 첫 6주의 산후조리 기간 중 지나친 영양섭취와 휴식은 영양과잉을 초래하여 오히려 산후비만을 유발합니다. 모유수유는 300~500kcal 정도의 열량을 소모시키므로 적극 권장되며 균형 잡힌 영양섭취가 중요하므로 곡류, 어육류, 우유, 지방, 채소류, 과일을 골고루 섭취하며 고지방 식품과 단순당 식품은 적게 섭취하도록 합니다.

6-3 모유수유

모유는 아가가 자주 많이 빨수록 호르몬 영향으로 모유 량이 많아지므로 엄마의 식사양과는 관계가 없습니다. 모유수유는 임신 중 당뇨병 산모의 혈당조절과 아기 건강에 유익하여 꼭 하시기를 권장합니다.

모유는 아기를 위한 최상의 영양원이며, 아기 성장에 맞춰진 영양을 계속 공급합니다. 모유에는 소아 알레르기의 주원인인 베타락토 글로블린이 없어 소아 알레르기를 예방할 수 있고 모유를 먹는 아기의 IQ 는 8~9 정도 더 높습니다. 모유는 뇌를 비롯한 중추신경계 발달과 DHA, 타우린, 유당이 풍부하며, 미숙아들에게는 지능 차이가 두드러지므로 미숙아에게는 더욱 모유를 먹이도록 해야 합니다.

또한 모유는 면역성분이 풍부하여 생후 1년 동안 위장관 감염, 호흡기 감염에 덜 걸리게 하고 모유 속의 철분은 우유보다 훨씬 흡수율이 높아서 빈혈과 성인병 예방, 치아 건강에 좋습니다. 식사를 과량으로 드시지 않는다면 효과적으로 엄마의 비만을 예방해 줍니다. 모유수유는 주로 모체의 허리, 허벅지와 엉덩이에 축적되어 있던 지방을 분해시킵니다. 또한 자궁수축을 촉진시켜 산후출혈 예방과 신진대사를 도와 산후회복에 도움이 됩니다.

칼슘이 많이 든 음식도 꾸준히 섭취하며 우유, 두부, 콩류, 뼈째 먹는 생선, 푸른 잎 채소 등이 좋습니다. 하루에 700~1,000cc의 충분한 수분을 섭취하고, 커피, 홍차, 초콜릿, 코코아, 콜라 등 카페인이 많이 든 음료수는 제한합니다. 산모는 수유 중에 술과 담배를 피해야 하며 음주를 할 경우에 술의 양에 따라 3~24시간 동안 수유를 하지 않아야 합니다.

모유수유는 수유를 통해 열량이 소모되므로 인슐린 요구량이 감소하고 모유수유를 하는 여성의 경우 30분간을 수유하면 50~100 mg/dL의 혈당이 낮아질 수 있습니다. 그러므로 저혈당의 예방과 치료에 대해서 미리 상담을 해야 합니다. 최소 2개월 이상 모유를 먹은 아가는 그렇지 않은 경우보다 당뇨병에 걸릴 확률이 감소합니다. 모유수유 중에는 일부 경구혈당강하제는 사용할 수 있으나 안전성이 확립되지 않은 약제가 많으므로 식사요법으로만 혈당조절이 어려운 제 2형 당뇨병 여성은 인슐린으로 혈당을 조절하면서 수유하게 됩니다. 모유수유로 인한 새벽 저혈당을 예방하기 위해 취침 전 간식을 섭취하는 것이 좋으며 밤에 주사하는 중간형인 슐린 량을 의료진과 상의하여 재조정합니다.

분만 후 모유수유 여부와 관계없이 임신을 원하지 않는 경우에는 피임이 필요합니다. 모유를 먹이지 않으면 월경은 분만 후 6~8주 내에 돌아오며 계획한 것보다 빨리 임신이 될 수 있습니다.

모유 분비를 돕기 위한 방법

□ 가능하면 아가에게 빨리 젖을 빨리고 자주 먹입니다.
  - 자주, 충분히, 오래 수유합니다(한 번에 보통 20~40분, 최소 2~3시간 간격).
□ 한번 수유 시 양쪽 젖을 모두 빨립니다.
  - 양쪽 젖을 번갈아 가며 물려야 지속적으로 젖이 분비되며 젖의 생산량도 고르게 유지됩니다.
□ 인공 젖꼭지를 사용하지 않고 모유만 먹입니다.
  - 고무 젖꼭지는 쉽게 우유가 나오므로 이에 길들여진 아기는 엄마 젖을 거부할 수 있습니다. (유두혼동)
□ 엄마의 균형 잡힌 영양 상태는 젖의 양과 질에 직접적인 영향을 미칩니다.
  - 평소 고단백질, 고칼슘 등의 균형 잡힌 음식을 섭취하고, 수분도 많이 섭취하도록 합니다.
□ 엄마는 되도록 충분한 휴식과 젖을 먹이는 동안에 편안한 마음 상태를 유지합니다.

※ 초유 : 출산 후 7-10동안 분비되는 모유
□ 성숙한 모유에 비해 단백질과 비타민A가 더 많은 완벽한 아기 음식입니다.
□ 초유는 완화제 역할을 하여 아기의 태변 배출을 돕습니다.
□ 초유에는 면역 글로불린(Ig A)이 있어 세균, 바이러스와 같은 전염성 질병으로 아기를 보호합니다.

여기서 잠깐!

모유수유는 아가의 비만을 막을 수 있다는 얘기가 있어요.
모유수유는 이런 이유로도 꼭 권장되는 것이지요. 인슐린을 맞는 제 2형 당뇨병 산모님이라도 실제로 모유를 먹이지 않는 분들과 저혈당에 차이가 없다는 연구가 있었고, 제 1형 당뇨병 산모님들은 기본 인슐린 량을 수유기간에 줄일 수 있다고도 해요.

6-4 피임

산욕기가 지나면 피임에 관하여 생각해야 합니다. 피임의 안전성, 장점 및 단점 등이 피임 방법에 따라 차이가 나고 사용하는 사람에 따라 다를 수 있기 때문에 한 가지 방법이 최선은 아닙니다.

1) 경구피임약

부작용에 대한 논란에도 불구하고 가장 많이 사용되는 피임 방법입니다. 사용법이 편하며 제대로 복용하면 실패율이 1% 미만으로 안전합니다. 작은 용량의 경구피임약이 바람직하며 단기간의 사용은 큰 문제가 없으나 장기간 사용시에는 인슐린 작용을 억제하고 혈전을 유발시킬 수 있으며 간기능의 이상을 초래할 수 있으므로 의료진과의 상의가 필요합니다. 혈관합병증이 있거나 흡연, 심혈관 질환의 가족력 등 위험요소가 있는 경우는 사용을 피해야 합니다. 그러나 적정한 체중유지, 정기적인 혈당검사, 고혈당의 증상이 나타났을 때 의료진과 상담을 하시고 분만 후 정상혈당을 유지하신다면 적은 용량의 경구피임약은 크게 문제 되지 않습니다.

2) 노르프란트 (프로제스테론 제제만 포함된 피임법)

최근에 소개된 피임법으로 효과적인 피임법이 될 수 있습니다.

노르프란트는 실리콘 고무로 만든 캡슐에 호르몬을 주입하여 피부 밑에 이식하는 방법입니다. 5년 동안 지속되며 필요 시 제거가 가능하며 99%의 안전성이 있습니다. 노르프란트는 배란을 막고 자궁경부 점액을 비후시키고 자궁 내막층을 변화시킵니다.

이 약제의 높은 효과와 긴 지속시간은 당뇨병 여성이나 순응도가 낮은 여성에게 매력적인 피임법이 될 수 있습니다.

3) 난관결찰이나 정관절제술(영구적 피임방법)

가족계획이 끝나 더 이상의 아이를 원하지 않는 여성이나 당뇨병성 만성합병증으로 임신을 해서는 안 되는 여성과 그 배우자에게 적합한 피임방법입니다.

4) 다이아프라금, 스폰지, 남성이 사용하는 콘돔, 살정 거품이나 젤

여성에게 해를 주지는 않지만 사용하는 사람에 따라 피임의 안전성이 다르고 정확한 사용법이나 성교 전의 삽입을 요구하기 때문에 사용 첫 해에는 12~28%의 높은 실패율을 나타냅니다.

5) 자궁내장치(IUD)

자궁 내에 설치하는 작은 플라스틱 장치로 가장 효과적인 비호르몬 피임법입니다. 사용시에는 감염의 초기 증상, 예로 비정상적인 질 분비물, 성교 동통, 생리통과 생리량의 증가, 하복부 동통, 열감 등의 조기 징후에 대하여 자세히 교육받고 증상이 있을 때에 즉각적인 진찰을 받을 수 있도록 합니다.

6) 월경주기법

이 방법은 실패율이 높기 때문에 권장되지 않습니다.

6-5 분만 후 당뇨병예방 (임신성 당뇨병 임신부의 경우)

국내 통계에 따르면 임신성 당뇨병 임신부가 분만 후 5년이 지나면 35%, 10년 후에는 약 44%가 당뇨병으로 이환된다고 보고하고 있습니다. 분만 후 제 2형 당뇨병 발생의 위험인자는 공복 혈당이 높거나, 임신부의 나이가 많거나, 임신 24주 이전에 진단을 받았거나 임신 중 인슐린 치료를 받을 만큼 혈당이 높았거나, 당뇨병의 가족력이 있는 경 우입니다. 분만 후 6~8주 사이에 75그람 경구 당부하검사를 받아 당뇨병 가능성을 확인하여야 하며 매년 정기적인 혈당 검사를 받아 당뇨병을 예방 혹은 조기발견 하시는 것이 도움이 됩니다.

분만 후에는 적절한 체중감소가 중요하며, 꾸준한 식사요법, 운동요법, 스트레스 관리, 표준 체중관리로 좋은 생활 습관을 유지해야 합니다.

다음 임신을 준비한다면 정상 체중을 유지하고 규칙적인 운동으로 당뇨병의 발생을 예방하고 임신 계획 전과 임신 초기에 병원에 방문하여 혈당을 측정해야 하고, 임신을 원하지 않으면 주치의와 상담을 통하여 적절한 피임법을 선택해야 합니다.

분만 후 6~8주가 되면 75g 경구 당부하검사를 해서 당뇨병 발생확률을 알아보고 미리 당뇨병을 예방합니다. 일생을 통한 장기적 당뇨병 예방 전략이 세워지는 것이지요.

고위험군이면 매년 검사를 하고 고위험인자가 없으면 2~3년마다 공복혈당검사를 하다가 공복혈당이 100 mg/dL를 넘으면 매년 경구 당부하검사를 합니다. 당뇨병 예방에는 약물보다 생활습관 개선이 더욱 효과적이랍니다.

다음 임신을 계획하면 미리 임신 전에 경구 당부하검사를 해 보거나 아니면 임신초기에 혈당검사를 하고 정상이면 일반검사 시기인 임신 24~28주 사이에 경구 당부하검사를 하게 됩니다.

임신성 당뇨병 산모님 중에 아기를 낳으면 당뇨가 없어지냐고 물어보시는 분이 많네요. 임신성 당뇨병은 진짜 당뇨병이 아니니까 대부분은 분만 후에 바로 당뇨병이 되시지는 않지요. 그러나 혈당으로 보면 100명 중 3-4등 안에 드신 것이니까 당뇨병발생 전구집단(^^)에 들어가신 거예요.

당뇨병은 예방이 가능해요. 분만 후에도 건강한 식사, 적절한 운동, 스트레스 관리(많이 웃으세요), 표준 체중으로 돌아가기 등을 통하여 부지런히 노력하시면 당뇨병으로부터 멀어지는 것이지요. 반대로 대충 식사하시고 식사도 몰아서 하시고 운동도 안하시고 괜히 짜증내시고 걱정을 사서하시고...그러면 결과는 아시지요? 어느 순간에 혈당이 올라가 있는 것을 발견하시게 될거에요.

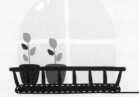

VII. 당뇨병의 생활요법

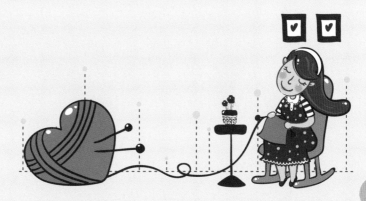

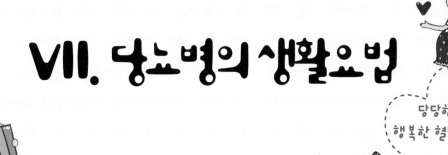

VII. 당뇨병의 생활요법

당당한 엄마의
행복한 혈당 이야기

여기서의 '당뇨병'은 '임신 중 당뇨병'을 축약하여 표현하기로 하겠습니다.

당뇨병 관리에서 자기관리는 매우 중요한 부분을 차지합니다. 효과적인 당뇨병 관리를 위한 필수 항목인 식사조절, 운동요법, 약물이나 인슐린 투여 등은 병원을 내원하거나 수술을 받는 것처럼 특별한 프로그램이라기 보다는 일상생활에 포함된 것들입니다. 따라서 성공적인 당뇨병관리를 위해서는 매일매일의 생활에서 체계적인 방법들이 실천되어야하며 이런 실천을 위해서는 무엇보다도 먼저 심리적으로나 정신적으로 당뇨병을 받아들이고 그 대처방법을 아는 것이 중요합니다. 아무리 당뇨병에 대해 많이 알고 있어도 그것이 실천에 이르지 못한다면 무용지물이 되기 때문입니다.

특히 임신 기간 중 당뇨병관리를 하는 경우 혈당으로 인한 합병증을 사전에 예방하기 위해 적절한 치료와 관리를 생활화한다면 신생아를 건강하고 안전하게 분만할 수 있음에도 불구하고 당뇨병 진단 직후 매우 당황하게 되어 지나친 걱정과 불안, 스트레스 등으로 관리를 지연시킴으로써 치료 효과를 저하시키는 경우가 많이 있습니다. 이는 당뇨병에 대한 이해가 부족하기 때문입니다. 그리고 임신성당뇨병은 출산과 동시에 없어지는 경우가 대부분이나 나이가 들면서 당뇨병으로 진행하는 경우가 있기 때문에 지금부터라도 적절한 식사와 운동 등을 통한 철저한 자기 관리를 생활화하여 건강한 삶을 유지하는 것이 중요합니다.

그러므로 생활요법은 임신 중 당뇨병을 받아들이고 그 관리를 위해 요구되는 사항들을 실천할 수 있도록 도와주는 것이라 하겠습니다.

7-1. 당뇨병과 함께 하는 건강한 생활

임신 전에 당뇨병을 가지고 있었던 여성은 당뇨병관리를 위해서 많은 노력과 절제가 바탕이 되야 함과 동시에 당뇨병이라는 질병에 너무 압도당하지 않고 생활할 수 있어야 합니다. 당뇨병을 성공적으로 관리한다는 것은 쉬운 일도, 단시간 안에 끝나는 일도 아닙니다. 그러나 당뇨병은 다른 질병처럼 직접적인 고통을 주지 않으며 관리를 잘하면 당뇨병이 있더라도 건강하고 즐겁게 임신 생활을 유지하실 수 있습니다. 그렇다면 관리를 잘한다는 것은 무엇일까요?

1) 당뇨병에 대해 아는 것, 즉 공부가 필요합니다.

다른 질병은 의사나 치료진이 알아서 치료를 해 줍니다. 그렇기 때문에 환자는 그냥 지시에 따르기만 하면 되고 그 병이나 대처방법에 대해 별도의 교육을 받지 않아도 됩니다. 그러나 당뇨병에 대해서는 웬만한 규모의 병원이라면 교육을 실시하는 것이 보편적입니다. 그 이유는 당뇨병을 잘 관리하기 위해서는 당뇨인과 그 가족이 당뇨병과 대처방법에 대해서 잘 알고 스스로 생활에서 실천해야 하기 때문입니다. 이것을 모른다면 아무리 병을 이기고자 하는 의지가 강하고 좋은 치료진에게 진료를 받는다고 해도 한계가 있습니다. 당뇨병과 그 대처방법에 대해 제대로 아는 것이 당뇨병 관리를 위한 첫걸음입니다. 여기저기서 주워 듣는 단편적인 지식에 의존하지 말고 체계적인 교육을 받는 것부터 시작합시다.

2) 당뇨병이 있음을 받아들이고 관리하려는 의지를 갖는 것이 중요합니다.

당뇨병은 당장 고통이 적기 때문에 부정하거나 미루기 쉬운 질병 중의 하나입니다. 그러나 부인하고 미루는 사이에 합병증의 위험은 높아만 갑니다. 받아들이고 그 사실을 자각할 때 관리방법을 제대로 실천해 갈 수 있는 것입니다.

3) 구체적인 생활 실천계획을 세우는 것입니다.

막연히 '.....해야지' 라는 생각이나 각오만으로는 생활화하는 것이 어려울 수 있습니다. 나에게 필요한 부분을 깨닫고 그 부분을 위한 구체적인 계획이 있을 때 비로소 변화가 나타날 수 있는 것입니다.

▶ 생활 속에서 실천해 가면서 주위환경 여건과 조화를 이루는 것이 필요합니다. 당뇨병 관리도 중요하지만 그렇다고 그것이 인생의 중심이 되어야 하는 것은 아니므로 자신의 생활방식에 맞는 자기관리 방법을 터득하는 것이 필요합니다.

7-2 당뇨인의 심리

임신기간 중 당뇨병을 관리하는 것은 출산하기 직전까지 식사요법, 운동, 혈당검사 등을 해야 한다는 것을 의미합니다. 따라서 "나는 다른 임신부들과는 다르다"는 느낌을 갖게 되기 쉽고 자기 자신 뿐만 아니라 그 가족들도 부담감을 갖게 됩니다. 당뇨병 자체가 정신적인 질환이나 인성의 변화를 가져오는 것은 아닙니다. 하지만 당뇨병관리의 부담은 정신적인 압박감을 증가시킨다고 할 수 있습니다. 한가지 흥미로운 사실은 당뇨병관리에 적극적일수록 당뇨병으로 인한 부정적인 영향도 감소한다는 것입니다.

다음의 심리적응 단계들은 당뇨병 관리를 하면서 흔히 직면하는 심리상태입니다.

1) 부정(Denial)

가장 많이 나타나는 반응으로 마치 당뇨병이 없는 사람처럼 행동하는 것입니다. "이렇게 멀쩡한데..." 하면서 임신 중 당뇨병이라는 사실을 믿기 어려워합니다. 당뇨병이라는 진단을 받았는데도 혈당치를 계속 측정하며 아니라는 증거를 얻고 싶어하기도 합니다. 특히 당뇨병은 단기적으로는 일상생활에서 신체적인 어려움이 크지 않으므로 부정의 심리에 빠지기 쉬운 질병입니다.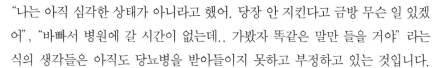
"나는 아직 심각한 상태가 아니라고 했어. 당장 안 지킨다고 금방 무슨 일 있겠어", "바빠서 병원에 갈 시간이 없는데.. 가봤자 똑같은 말만 들을 거야" 라는 식의 생각들은 아직도 당뇨병을 받아들이지 못하고 부정하고 있는 것입니다.

또 "난 조미료 안 넣고 보리밥 먹으니까 괜찮겠지", "집안 일이 다 운동인거지 뭘 따로 해?" 라는 생각은 부분적인 실천으로 스스로를 위안하며 문제를 바로 보지 않으려는 것과 같습니다.

이 때 환자뿐만 아니라 가족 역시 환자가 자신의 심리상태를 인정하기 위해 시간이 필요하다는 것을 알아야 합니다.

이런 반응이 일시적으로는 문제가 되지 않은 것처럼 보이지만 장기간 지속된다면 적절한 치료시기를 놓치게 되기 때문입니다.

2) 불안(Fear)

약간의 불안감은 실제로 당뇨관리에 더 주의를 기울이고 신경을 쓸 수 있도록 동기 부여를 하는 등의 긍정 적인 영향을 미친다는 연구 결과가 발표되었습니다. 오히려 약간의 불안감이 있는 경우 당뇨 관리가 효과적이라는 말로 해석할 수 있습니다.

그러나 혈당 관리를 해야 한다는 지나친 압박감, 관리지침을 잘 따르지 못할 때의 화가 나는 감정, 미래에 대한 불확실성 등은 불안하고 무기력한 느낌을 불러일으키기 쉽습니다. "아기한테 이상이 생기면 어떻게 하나", "조절해도 나아지지 않으면 어떻게 하나", "나중에 당뇨병으로 고생하게 되면 어떻게 하나"와 같은 마음들은 막연한 걱정입니다. 이런 불안이나 걱정은 합병증의 원인이나 대처방법을 모르기 때문에 생기는 경우가 많습니다.

합병증에 대한 최선의 준비는 당뇨병관리에 대해 올바로 알고 당뇨병을 받아들이고 적극적으로 노력하는 것입니다. 합병증은 자신의 노력 여하에 따라 예방하거나 최대한 낮출 수도 있다는 점을 기억하십시오. 제대로 관리지침을 따르지 못하고 있다는 불안감이 들면 민간요법이나 검증되지 않은 약효에 더 쉽게 유혹받게 됩니다.

" 아무리 잘 관리해도 아기에게 이상이 생길지도 몰라" 라며 늘 불안해 하는 것은 자신의 당뇨병관리에 조금도 도움이 되지 않습니다.

3) 분노(Anger)

질병을 일단 인정하게 되면 "하필이면 왜 나한테 이런 일이 생겼을까", "왜 이런 병에 걸려서 먹고 싶은 것도 못 먹고, 하기 싫은 일을 해야 하나" 하는 의문이 생기며 자신이 믿어 온 신이나 막연한 대상에게 분노감을 느끼게 됩니다. 이런 분노감은 가장 가까운 가족이나 서운하게 생각해 온 주변 사람들에게 향하게 될 수도 있습니다. 특히 가족이 자신에게 무심하다고 생각되거나 간섭한다는 생각이 들 때 더욱 짜증을 표현하게 됩니다. 또한 의료진에게도 화를 내며 경고와 지시사항을 무시하기도 합니다. 이런 분노감을 계속 극복하지 못하면 가족간의 불화가 생기고 혈당관리를 더욱악화시킵니다.

특히 이 감정은 단계를 구별하지 않고 치료 단계별로 반복적으로 나타나는 특징을 가지고 있으므로 주의해야 합니다.

4) 죄책감(Guilty)

죄책감은 우리에게 일어난 좋지 않은 사건에 대한 책임이 자신에게 있다고 생각할 때 생기는 감정입니다. 임신 중 당뇨병에 대한 오해 때문에 이러한 감정을 경험할 수 있습니다. 예를 들어 "단것을 그렇게 많이 먹지만 않았어도..." "당뇨병은 유전되었음에 틀림없어" 등 자신이 무슨 잘못을 했기에 당뇨병이 생겼다고 자책하게 됩니다. 물론 어떤 경우에는 죄책감이 유용하기도 합니다. 만일 임신부가 식사요법을 지키지 않은 것에 대해 약간의 죄책감을 느끼고 나서 나도 사람이기 때문에 실수를 할 수 있다는 사실을 받아들인 후에 더 잘하기 위해 노력한다면 이 때의 죄책감은 건전하고 적절한 것입니다. 그러나 너무 심한 죄책감을 느낀다면 스스로 나쁜 사람이며 실패자라고 생각하게 됩니다.

가족들도 임신부가 느끼는 죄책감에 대해 보상하고 싶은 생각때문에 제한해야 할 점들을 최소로 설정하여 긍정적이고 책임감 있는 행동에 대한 그들의 기대를 낮추어 임신부의 불행을 대신 보상해 주려고 하는 잘못된 결과를 낳기도 하므로 주의해야 합니다.

5) 우울함(Depression)

당뇨병에 걸렸다는 사실 자체 뿐 아니라 당뇨병관리에 요구되는 식사제한, 운동에 대한 압박감, 인간관계에서의 긴장감 등은 당뇨병을 가지고 있는 분들을 쉽게 지치고 우울하게 합니다. 더구나 나름대로 당뇨병관리를 했으나 혈당조절이 안 되는 경우나, "오늘부터는 열심히 해야지" 라고 결심하고서도 실제로 그 결심을 지키지 못하는 경우에는 자신에 대한 분노와 무력감이 지속되면서 이는 점차 우울감으로 변하기도 합니다.

이런 현상이 반복될수록 우울해지고 삶의 에너지가 없어 규칙적인 생활을 하기가 어렵게 되며 따라서 혈당조절이 안되기 때문에 몸은 더욱 지치고 결국 마음도 더 우울해지는 악순환이 반복됩니다. 이것이 장기간 지속되면 자신의 건강을 포기하게 되는 결과까지 낳을 수 있습니다. 즉, 분명한 것은 정신적으로 불안한 경우에는 그 원인이 당뇨병과 관련이 있든 없든 간에 관리가 제대로 이루어지기 어렵다는 것입니다.

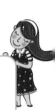

당뇨병과 관련되어 우울함을 가져올 수 있는 요인

1. 당뇨병 진단을 받을 때
2. 심각한 저혈당 증상이 나타나거나 치료효과가 미미하다고 느껴질 때
3. 합병증이 나타날 때
4. 당뇨병이 나의 삶이나 정신, 사회적 적응에 부정적인 영향을 미친다는 느낌이 들 때
5. 가정, 직장, 학교 또는 사회로부터 실질적인 또는 심리적인 지지가 부족할 때
6. 당뇨병으로 인해 나의 이미지나 능력 발휘에 부정적인 변화가 생길 때
7. 혈당수치가 조절되지 않고 이에 따라 신체적 건강과 기분에 변동이 생길 때

'계속 불안하고 무력하게 임신기간을 보낼 것이냐? 이를 극복하고 활기찬 생활을 할 것이냐?' 의 선택은 자기 자신에게 달려 있습니다. 이런 우울함을 극복하기 위해서는 정기적으로 운동을 한다거나, 나를 이해하고 지지해줄 수 있는 지지집단을 찾는다거나, 규칙적인 생활로 돌아가기 위한 노력이 필요합니다. 과거에 대한 죄책감이나 주변에 대한 불만, 미래에 대한 불안함을 버리고 자신감 있게 바로 오늘, 현재를 사는 지혜가 필요합니다.

6) 수용(Acceptance)

'수용' 이라는 것은 어떤 것이든지 긍정적으로 받아들이는 행동으로 정의할 수 있습니다. 어떤 임신부는 당뇨병의 발병을 지나치게 부끄럽게 생각하여 사람들과도 거리를 갖기도 하고, 반대로 당뇨병을 전혀 심각하게 생각하지 않고 부정하기도 합니다. 그러나 바람직한 것은 자신에게 당뇨병이 있음을 인정하면서도 스스로를 남과 다르지 않은 인격적인 존재로 보고 다른 사람들과 원만한 관계를 유지하는 것입니다. "현재 나에게는 당뇨병이 생겼고, 나이가 들어 다시 이 병으로 고생하게 될 수 있다. 그러나 나는 당뇨병과 더불어 잘 살아갈 수 있고 내가 노력하면 당뇨병이 없는 다른 임신부들과 다를 것이 없다. 난 아직도 '나' 이고 가치있는 존재다" 라는 식으로 생각할 수 있다면 당뇨병을 심리적으로 수용한 것이라고 할 수 있을 것입니다.

위와 같이 누구나(임신 중에) 당뇨병이라는 질환에 걸렸다는 것을 알게 되면 위기의식을 느끼게 되고 여러 가지 감정과 반응을 보일 수 있습니다. 이런 감정들은 일반적으로 겪는 과정이기도 하지만, 어느 한 감정에 머무르게 될 경우에는 당뇨병을 받아들이고 치료방침을 실천하는데 방해가 될 수 있습니다. 나는 지금 어떤 감정단계에 머물러 있는지, 어떤 감정에 가장 많이 영향을 받고 있는지, 무엇이 문제가 되는지를 생각해 보면서 당뇨가 나의 생활을 지배하지 않도록 자신감을 가진다면 훨씬 수월한 관리가 가능할 것입니다.

7-3 당뇨병과 가족

1) 가족의 상호영향

가족 중 누군가가 당뇨병에 걸린다면 이는 신체적, 정신적, 사회적, 경제적으로 가족들에게 영향을 미칠 수 있습니다. 예를 들어 임신부의 혈당관리가 제대로 되지 않을 때에는 가족 내 특히 남편의 긴장감이 높아질 수도 있습니다. 예를 들어 식사시간이나 메뉴도 당뇨인을 중심으로 정하게 되며 이전보다 사회적인 모임이 감소하고 외식을 하는 횟수가 줄어들기 때문에 집에서 지내는 시간이 많아질 수 있습니다. 이렇게 당뇨병은 그 가족에게 미치는 영향이 크기 때문에 - 그 영향이 긍정적이든, 부정적이든 - '가족질병' 으로 분류되기도 합니다. 그러나 당뇨병이 반드시 가족에게 부정적인 영향을 주는 것은 아니며, 임신부와 가족들의 반응에 따라 다르게 나타날 수 있습니다. 가족들이 당뇨병에 대해 반응하는 유형은 여러 가지로 나타납니다.

① 가족이 과잉 보호하는 경우입니다.
임신부는 부정적인 태도로 일관하고 가족들만 열심히 하는 경우도 여기에 포함됩니다. 이 때에 임신부는 스스로 관리해야 한다고 생각하기보다는 가족에게 의지하며 관리가 안될 경우 그 책임을 가족의 비협조 탓으로 돌리곤 합니다. 따라서 가족들은 스스로 관리하지 않는 임신부에게 분노를 느끼는 동시에 가족의 협조가 부족한 것이 아닌가 하는 죄책감도 느낄 수 있습니다.

② 가족들이 방임하는 경우입니다.

가족들이 임신부의 당뇨병을 부인하고 소홀히 여기면서 관심을 보이지 않는 경우인데, 이 때 임신부는 소외감을 느끼고 당뇨관리의 의욕을 잃기 쉽습니다.

③ 가족들이 잘 알지도 못하면서 지시하고 비난만 하는 유형입니다.

이 경우에는 오히려 당뇨병 관리를 방해하는 것이며 가족 내에 갈등을 일으키는 원인이 되기 쉽습니다.

④ 가족들이 협조적이며 임신부를 배려하는 경우입니다.

가족들이 서로의 입장을 이해하고 대화를 통해 당뇨병에 대한 치료법, 목표, 부담에 대해 의견이 조율될 수 있다면 안정된 혈당을 유지하는 데에 큰 도움이 될 것입니다. 이렇듯 가족의 협조는 환자가 당뇨 관리를 해 가는 과정에서 실질적인 지원과 정서적인 지지를 해 줄 수 있는 중요한 요소입니다.

2) 가족의 올바른 태도

이렇게 가족생활과 직접, 간접으로 밀접한 연관이 있는 당뇨병은 가족전체와 상호작용 선상에 있기 때문에 가족들의 협조가 절대적으로 필요합니다.

① 가족들도 당뇨병에 대해 충분히 알아야 합니다.

- 당뇨병 교육을 함께 받으세요
- 잘못된 당뇨병 지식을 가지고 근거없는 민간 요법이나 치료적 활동을 강요하거나 권유하지 마세요
- 임신부에게 올바른 생활습관과 적합한 생활환경을 조성해 주세요

남편은 부인을 돕기 위해 균형있는 식사조리법을 배워야 하고, 저혈당 등의 증상과 신호를 알아차릴 수 있어야 합니다. 가족들 모두가 혈당검사는 어떻게 하며, 운동은 왜 중요한지, 합병증은 왜 생기는지 등 일반적인 당뇨병에 대한 지식을 가지고 있어야 제때에 적절한 도움을 줄 수 있습니다.

② 긍정적으로 생각하는 태도가 필요합니다.

당뇨병에 대해 그 가족들이 어떤 태도를 갖고 있는지는 당뇨인과 그 가족의 삶의 질을 결정하는 열쇠가 됩니다. '당뇨병 관리가 건강한 삶을 위한 것이 므로 이를 같이 준수한다면 산모와 아기의 건강, 나아가 가족의 건강증진에 도 도움이 될 수 있다.' 고 생각한다면 당뇨인도 그 관리에 대한 의지를 더 굳 게 할 수 있으며 가족들도 협조하기가 훨씬 수월해 집니다.

③ 가족이 도움은 주되, 임신부 본인보다 더 열심히 하지는 않아야 합니다.
■ 임신부를 돕되 가족보다는 임신부의 자발성을 우선으로 하세요

가족은 혈당 관리에 열심인데 정작 당사자는 별 의식 없이 행동하는 경우가 있습니다. 식사관리나 운동요법에 있어서 임신부보다 남편의 의지대로만 관 리하려는 것입니다. 이것은 임신 중 당뇨병 임신부와 가족의 역할이 뒤바뀐 것으로 결코 바람직하지 않은 일입니다. 우선적으로 임신부 스스로가 가장 적 극적이어야 함을 잊지 말아야 합니다.

④ 가족은 감시자보다는 조력자가 되는 것이 좋습니다.
■ 잔소리와 간섭을 자제하세요
■ 칭찬을 많이 하여 사기를 높여 주고 관리 의욕을 북돋워 주세요
■ 혈당관리 노력에 함께 동참하세요

가족이 감시자 역할을 하면 임신부는 스트레스를 받게 되고 갈등이 생기기 쉽습 니다. "왜 많이 먹느냐?"라고 질책하기보다는 처음부터 적절한 양을 준비하는 것이 좋고, "왜 운동을 안 했냐?"고 따지기보다는 "같이 운동하자"라며 도와주 는 것입니다.

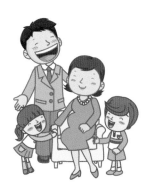

⑤ 가족간에 더 많은 대화가 필요합니다.
■ 임신부가 겪는 심리적 어려움에 가족들이 관 심을 기울이고 그것을 자신의 말로 바꾸어 공 감해 줍니다
■ 당뇨인의 행동을 지적하거나 비난하지 말고 자신의 감정을 이야기 하세요

　　가족이 도와줄 수 있는 방법 중 중요한 것은 서로의 감정을 대화로 나누는 것입니다. 앞에서 언급했듯이 당뇨병은 가족 간의 긴장을 높여서 갈등을 가져오기가 쉬우므로 더 많은 대화가 필요합니다. 때때로 당뇨인은 가족들이 무관심하다고 섭섭해 하지만 오히려 가족들 입장에서는 당뇨인을 어떻게 도와주어야 할지 몰라서 당황하는 경우도 많이 있습니다. 이것은 당뇨인과 가족이 서로의 감정이나 생각을 충분히 터놓고 표현한다면 많은 부분이 해결될 수 있습니다.

원활한 대화를 위해서는 서로의 말에 귀를 기울이고 상대방이 하는 말을 정확히 이해했는지 확인을 해 보는 것이 필요합니다. 또한 "당신은 항상…" "당신은 결코 …못할거야"와 같이 단정적인 말투는 상대를 자극하고 변화의 가능성을 무시하는 것이므로 피하는 것이 좋습니다. 대신 "나는…라고 생각해", "나는 …를 좋아해" 라는 식으로 메시지를 전달함으로써 자신의 느낌과 생각을 표현하는 식으로 대화를 한다면 훨씬 긍정적인 느낌을 줄 수 있습니다. 가족의 입장에서는 당뇨인이 당뇨관리를 엉망으로 하거나 가족들에게 공격적으로 행동할 때 언제, 어떤 방법으로 충고하는 것이 효과적인지 머리 속에 그려본 후 대화하는 신중함이 필요합니다.

⑥ 가족간의 일을 당뇨병 탓으로 돌리거나 당뇨병을 감정표현의 도구로 사용하지 말아야 합니다.

예를 들어, 남편이 "오늘 저녁에 우리 외식할까?" 라고 제안했을 때 임신부가 "당신이 나의 상황을 이해한다면 그런 말을 할 수 있어요? 난 밖에서 아무렇게나 먹으면 안 된다고 몇 번이나 얘길 했어요?" 라고 말할 수 있습니다. 이 경우에는 서로에게 가지고 있던 불만이 당뇨병을 빌미로 표현된 것입니다 자신의 감정을 조정하는 수단으로 당뇨병이 사용되면 당뇨병에 대해 부정적인 감정이 생기게 되고 적절한 관리태도를 취하기 어렵게 됩니다. 남편이 "오랜만에 우리 외식할까?" 라고 한다면 임신부는 "나도 그렇게 하고 싶지만 지금은 자제해야 하는 시기잖아요. 뱃속의 아기를 위해서 조금만 참아요." 라는 식으로 의사를 표현한다면 전혀 다른 분위기가 될 것입니다.

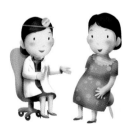

⑦ 응급상황에 대한 대처방법을 알아두셔야 합니다.
■ 저혈당과 같은 응급 상황에 대처
■ 고혈당, 감기 등으로 건강상태가 좋지 않은 날의 관리

7-4 당뇨병과 스트레스

당뇨병과 정신적인 요소에 대한 관련성은 오랜 기간 연구되어 왔습니다. 우리가 흔히 일상생활에서 쓰는 '스트레스' 라는 말을 처음 만든 사람은 캐나다의 내분비학자 H. 설리에 라고 합니다. 이것만 보더라도 스트레스가 당뇨인들과 얼마나 밀접한 관계가 있는지 예상할 수가 있겠지요

일상생활에 있어서 심리 사회적인 상황은 당뇨병을 일으키는 원인이 되기도 하지만 당뇨병관리에 적응해가는 과정에 영향을 미치기 때문입니다. 즉 당뇨병과 심리적인 요소는 서로 밀접한 관계에 있기 때문에 혈당을 높이는 결정적인 요인으로 작용하기도 하므로 당뇨인의 스트레스 관리는 매우 중요한 관리 중 하나입니다. 앞으로 언급되는 정신적인 변수란 다음과 같은 것들을 포함하는 것입니다.

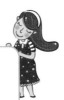

1. 심리적인 성향 : 인내심과 관련된 성격, 대응방식, 기질, 신념
2. 심리적인 상태 : 감정의 변화와 관련이 있는 스트레스, 우울, 불안
3. 가족의 기능 : 가족 내의 갈등, 응집력, 경제적인 자원, 결혼에 대한 만족도
4. 자기관리 및 행동유형 : 식사요법, 운동요법, 혈당검사 등을 준수하는 정도

▶▶ 스트레스를 받게 되는 상황 별 정리
(스트레스의 최고 수준을 100으로 봤을 때의 비교)

배우자의 죽음	100	경제적 변화	38
이혼	73	부부간의 불화	35
자신의 질병	53	직장에서의 어려움	29
결혼	50	별거	29
퇴직	45	습관의 개선	24
가족의 질병	44	식생활의 변화	15

1) 스트레스와 혈당조절의 관계

일상생활에서 스트레스를 경험하지 않는 사람은 없습니다. 약간의 스트레스는 정상적인 것이고 때때로 성장과 변화의 원동력이 되기도 합니다. 그러나 스트레스는 정신적, 정서적 영향 뿐 아니라 신체적인 변화도 초래합니다. 즉, 스트레스는 긍정적이든 부정적이든 혹은 단기간이든 장기간이든 간에 혈당유지에 영향을 미친다는 것입니다. 스트레스는 여러 가지 호르몬을 생산하도록 하는데 이 호르몬들은 혈압을 올리고 심장박동을 빠르게 할 뿐 아니라 인슐린의 작용을 방해하여 고혈당을 유발할 수 있습니다.

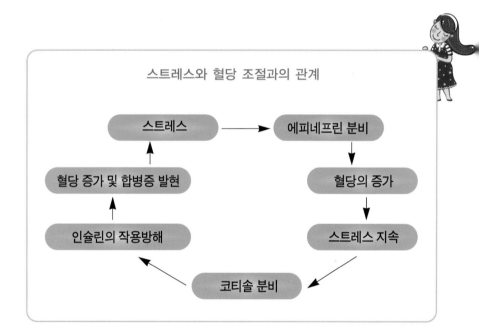

2) 스트레스의 단계

스트레스는 정도와 기간에 따라서 다음과 같은 증상과 단계를 보입니다. 따라서 당뇨병 관리를 위해서는 스트레스를 관리하고 적절한 대처방법을 아는 것이 중요합니다.

3) 스트레스 관리방법

스트레스 관리의 목표는 제거하는 것이 아니라 스트레스의 양을 줄이고 잘 다스리는 것이며, 당뇨관리를 방해하지 않도록 이에 잘 대처하는 것이라 할 수 있습니다. 따라서 스트레스를 안받는 것도 중요하지만 스트레스 상황에 어떤 방법으로 대처하는 가가 중요합니다. 스트레스 관리의 방법에는 부정적인 방법과 긍정적인 방법이 있습니다.

1. 에너지 소비 단계	심장박동이 증가하고 호르몬이 방출되며 근육이 긴장하고 반응이 빨라지며 활동이 증진됩니다.
2. 경고 단계	신체의 에너지가 소비되기 시작합니다.
3. 근육과 정신의 반응단계	방출구가 없다면 질병으로 발전할 수도 있습니다.
4. 저항단계	상황에 적응하며 나름대로 균형을 유지하려고 애씁니다.
5. 고갈단계	상황에 호전이 없다면 결국 지치게 될 수도 있습니다.

① 부정적인 방법

흔히 사용하는 방법으로 자신에게 해가 되는 방법들을 많이 택합니다. 대부분 스트레스를 받으면 술, 담배, 과식, 폭식 등의 방법으로 해결하려는 경우가 있습니다. 이것은 일반인뿐만 아니라 특히 당뇨인에게는 매우 해로운 방법입니다. 남성들은 주로 술과 담배로 스트레스를 해결하려고 하며 여성들은 과식을 하는 경향이 있습니다. 화가 나거나 슬프거나 불안하고 두려운 스트레스 상황이 되면 습관적으로 담배를 물거나 술을 마신다든지, 냉장고 문을 열고 충동적인 과식을 하는 것입니다. 이런 방법들은 직접적으로 건강에 해를 미칠 뿐 아니라 결국 식사요법의 실패를 가져오기 때문에 이것이 또 하나의 스트레스 원인이 되곤 합니다. 이렇게 되면 스트레스 상황이 악순환 되는 것입니다.

Tip

일반적으로 여성들은 스트레스가 쌓일 때 주로 먹는 행위로 해소하려는 경향이 남성들 보다 강합니다. 때문에 임신성 당뇨를 진단받은 산모들은 당뇨를 진단받은 자체만으로도 임신기간 동안 스트레스의 강도가 높을 수 있습니다. 또한 먹거리는 더욱 제한을 받게 되겠지요. 스트레스가 쌓일 때에는 육류보다 과일과 채식을 위주로 섭취하는 것이 좋습니다. Maunsell(2002) 등의 연구에서 구운 고기를 선호하는 임산부에 비해 채소나 과일을 주로 먹고 육류를 줄이는 식이로 바꾼 임산부가 정신적 스트레스나 심리적 우울 등의 증상이 더욱 완화되었다는 연구 결과가 있습니다.

자신의 스트레스 해소를 위해 가족들이나 주변 사람들에게 신경질을 부리는 경우도 있습니다. 그러나 이것은 그 순간의 화만 모면하는 것일 뿐 상대방의 감정을 다치게 하기 때문에 다시 자신에게 돌아오는 것일 수 밖에 없습니다. 또한 어떤 사람은 스트레스를 받으면 식사나 운동요법을 포기하거나 인슐린 주사를 빼먹고, 검사결과를 가치 없는 것으로 취급해 버리는 포기상태에 빠지는 경우도 있습니다.

중요한 것은 이런 악순환의 고리를 끊는 것이며 평소에도 적절한 대처방법을 생활화하며 이를 위해 다음과 같은 단계에 따라 대책을 세워 보는 것이 좋습니다.

- 스트레스 원인을 찾아보기
- 자신의 스트레스나 감정의 변화에 따라 혈당의 변화를 체크해 보기
- 자신의 당뇨병을 수용하고 이완기법과 같은 새로운 대처방법을 배우고 실천하기
- 새로운 대처방식을 실천해 보고 이것이 혈당에 미치는 영향을 점검하기
- 체계적인 스트레스 해소와 정서적 안녕을 위하여 지속적으로 노력하기

▶▶ **스트레스를 잘 받는 성격 유형**
- 예민하고 공격적인 성격
- 먹기, 말하기, 걷기가 빠르다(성격이 급함).
- 자기중심적
- 편협하고 융통성이 적다.
- 긴장을 잘한다.
- 유머감각이 부족하다.
- 득점과 경쟁에 집착한다.

② 긍정적인 방법
- 스트레스의 인식
- 상황을 보는 시각을 긍정적으로 변화시킨다.
- 이완요법을 생활화한다(요가, 명상, 단전호흡, 기도, 산책, 음악감상, 웃음, 심호흡, 취미활동 등).
- 규칙적인 운동

■ 균형있는 영양섭취
■ 사회적 지지체계 활용 (교육, 전문서적, 인터넷 자료 및 자조모임 등)

③ 스트레스 해소법 5단계 (이 단계 중 임신때 적용하시기 어려운 것은 건너뛰세요)

〈1단계〉 맨손 체조 (임신중 제외)	아침에 일어나자 마자 아무것도 먹지 않은 채 빈 속으로 5–10분간 살짝 땀이 날 정도의 운동을 합니다. : 신체를 위한 능동적 과정
〈2단계〉 이완과 전망	1. 이완 : 조용한 곳에서 긴장을 푸는데, 푹신한 의자에 앉거나 침대에 누워서 눈을 감고 몸의 힘을 뺍니다. 발가락으로부터 시작해서 허벅지/배/가슴/팔/어깨/목/얼굴을 거쳐 머리로 올라갑니다. 이 때 숨은 코로 쉽니다. 숨을 내쉴 때 "하나" 하고 소리를 내기도 하고 대략 15–20분간 합니다. : 정신을 위한 수동적 과정 2. 전망 : 이완반응 과정을 끝낸 상태 그대로 그 날 있을 일들을 전망해 보고, 그렇게 되어갔으며 하고 상상해보는 것입니다. "그 날의 일을 자신있게 또 즐겁게 해 가는 자기자신을 상상"하면서 자신의 활동을 그려 보며 하루를 시작합니다. 이렇게 두 가지 과정이 끝나면 가만히 눈을 뜨고 일어나서 즐거운 마음으로 하루를 시작합니다.
〈3단계〉 이완의 반복	둘째 단계의 이완과정을 저녁 때나 잠들기 전에 다시 한 번 반복합니다. 특별히 스트레스가 많은 날에는 더 하셔도 상관 없습니다. 일하는 중간에도 가끔씩 한다면 좀 더 활기찬 하루를 보낼 수 있을 것 입니다. 가급적이면 잠들기 전에 하라고 권하고 싶습니다.
〈4단계〉 반성	하루일과를 마치고 잠들기 전에 그 날 있었던 일을 되돌아 보는 것입니다. 몸을 이완시킨 상태에서 그 날 있었던 일들을 활동사진처럼 마음 속에 그려보는 것입니다. 이렇게 함으로써 그 날 어떤 상황에서 언제 스트레스를 받았고, 그 때 자신이 어떻게 반응했는지 파악하게 됩니다. 그 결과 스트레스의 원인이 무엇이며, 그 스트레스에 대처하는 자신의 방법을 알게 됩니다. 평소와 달리 이상한 감정이나 반응이 나타났다면 편안한 상대를 찾아 의논해도 좋습니다.
〈5단계〉 주간운동	일주일에 두 번 이상 30분씩의 운동이 필요합니다. 수영이라든가 테니스, 조깅, 경보, 어떤 운동이라도 좋습니다. 사우나에서 흘리는 땀보다 운동으로 인한 땀은 우리 몸을 스트레스에 더 강한 사람으로 변화시키는 작용을 하기 때문입니다. 스트레스를 관리하는 방법은 매우 다양하므로 나에게 가장 적합하고 실현 가능한 방법을 선택하는 것이 가장 중요합니다.

4) 스트레스 예방법

주변에서 일어나는 상황을 바꿀 수는 없으나 그 상황에 대한 반응은 조절 할 수 있습니다. 그러므로 스트레스를 유발하는 상황을 예측하여 예방하면 불필요한 스트레스로부터 대처할 수 있을 것입니다. 또한 스트레스 원인을 바라보는 생

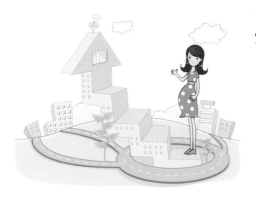

각, 신념 등을 바꾸어 여유있게 스트레스를 다루어 갈 수 있어야 합니다.

① 나의 스트레스에 대해 파악하는 것입니다.

마음을 졸이거나 머리 아프게 고민해도 해결될 수 없는 일이 있습니다. 나의 고민은 해결될 수 있는 것인가, 아닌가를 생각해 보고 만약 아니라는 답변에 도달한다면 과감히 마음을 정리하는 것이 필요합니다.

▶▶ 임신기간 중 주로 겪게 되는 스트레스의 종류

- 가사 관리가 힘들 때
- 일상생활의 제한이 있을 때
- 사회 · 경제적인 여건이 어려울 때
- 병으로 약 장기간 복용 시
- 고부간 · 부부간의 관계가 힘들 때
- 외모의 변화로 대인관계가 힘들 때 - 갑작스런 체중 증가 등
- 유산 · 조산 등상이 있을 때

▶▶ 임신성 당뇨로 인한 스트레스의 종류

- 신체활동의 변화 : 규칙적인 운동 생활
- 식습관의 변화 : 당뇨식, 칼로리, 간식 제한 등
- 경제적 부담감 증가 : 산과, 내과 병행으로 인한 병원비의 이중 부담
- 동거가족이 있는 경우 : 시댁식구들과 함께 사는 경우
- 가족의 실제적 도움과 정서적 지원이 부족한 경우

② 목적을 정한 후 가장 중요하고 실행 가능한 일부터 차근차근 해 나갑니다.
해결될 수 있는 것이라면 가능한 많은 대안을 놓고서 선택하되, 일단 선택하
면 그대로 실행에 옮깁니다.

선택의 단계에서 중요한 것은 '내가 감당할 수 있느냐' 하는 것이고, 실행의
단계에서 중요한 것은 너무 욕심을 부리지 말고 한 번에 한가지씩 해 나가는
것입니다.

③ 갑자기 발생하는 스트레스 상황에 대처하기 위해 신체적으로 대비합시다.
평소에 혈당조절이 잘 되고 컨디션이 좋다면 똑같은 상황일지라도 스트레스
로 받아들이지 않을 수 있습니다. 또한 평상시 혈당조절이 잘 되고 있다면 스
트레스에 영향을 받더라도 혈당치의 증가가 위험수위까지는 도달하지 않을
수도 있습니다.

④ 나에게 초점을 맞추도록 합니다.
스스로를 위해 충분히 휴식을 주고, 어려울 때 의논할 상대를 만들어 두며,
내가 좋아하는 취미활동을 갖는 등, 진정 자신을 위한 일들을 하는 것이 필요
합니다. 자신의 건강을 지키는 것이 타인을 위하는 길일 수도 있습니다.

⑤ 항상 긍정적으로 생각하도록 노력합니다.
심지어는 당뇨병조차도 긍정적으로 받아 들일 수 있습니다. 당뇨
병 때문에 좋은 것을 적당히 먹고 운동도 하고 정기적으로 검사
도 받으며 건강에 신경을 쓰게 되니 오히려 더 큰 병을 막을 수
있다고 생각해 봅시다. 같은 상황에서도 '난 할 수 없어' 라는
생각 대신 '난 할 수 있다.' 라고 긍정적으로 생각한다면 실제로
훨씬 더 많은 것을 해 낼 수 있습니다.

⑥ 자신의 한계를 아는 것이 필요합니다.
당뇨병이 있다는 사실이 스트레스의 원인이 된다고 해서 당뇨병을 없앨 수는
없습니다. 따라서 변화될 수 없는 일에 안달하고 속상해 하기보다는 빨리 받아
들이고 대책을 세우는 것이 현명합니다. 또한 나 자신도 완벽할 수는 없으며
지속적으로 노력해 가는 것이 중요함을 인정하는 것도 필요합니다. 계획이 수
포로 돌아갔을 때 좌절하지 말고 그 순간부터 다시 시작하면 됩니다. 당뇨인에
게도 '늦었다고 생각하는 때가 가장 이른 때이다' 라는 격언이 해당됩니다.

⑦ 구체적인 스트레스 해소책을 만들어 둡시다.

당뇨병 관리를 위하여 스트레스 관리가 필요하다면 내가 좋아하고 쉽게 할 수 있는 활동을 정해 놓는 것이 좋습니다. 요가, 단전호흡, 명상, 이완과 같은 적극적인 스트레스 해소법부터 시작하여 나를 이해해 주는 사람과의 대화, 노래방 가기나 음악감상, 운동 등 가능한 많은 정신적 돌파구를 갖추어 놓는다면 스트레스 해소에 큰 도움이 될 것입니다.

특히 당뇨인들끼리 모여 의료정보를 교환하고 여러 관심사를 논의할 수 있는 자조모임이나 지지집단은 서로에게 힘을 북돋아 주고 치료법에 적응하는 데에 큰 도움을 준다고 합니다.

⑧ 혼자서 또는 주변인들만의 도움으로 해결되지 않은 문제라면 전문적인 도움을 청하는 용기도 필요합니다. 인생은 어차피 도와 가며 사는 것이므로 전문상담가와 상담을 통해 해결하는 것도 현명한 방법일 것입니다.

Tip

여러가지 스트레스가 복합적으로 나타나는 경우 우선 순위를 정하는 것이 중요합니다. 모든 문제에 신경을 쓰다보면 스트레스가 몇 배로 가중 될 수 있기 때문이지요. 가장 심각한 스트레스부터 일상의 소소한 스트레스 순으로 순위를 정한 후 가장 시급히 해결해야 하는 상황부터 개선해 나가는 태도와 마음가짐을 가져 보세요. 가벼운 스트레스 임에도 불구하고 여기에 너무 신경을 쓰다 보면 정작 해결해야하는 심각한 문제들은 방치 될 수 있고, 다루어지지 않을 수도 있기 때문입니다. 지금 나에게 발생된 스트레스가 일상 안에서 습관적으로 나타나는 소소한 것인지, 당뇨관리에 영향을 미칠 만큼의 강도 높은 스트레스인지를 분별하여 현재 내가 처한 상황을 객관적으로 바라보는 시각을 가지는 것이 중요합니다. 그리고나서 하나씩 차근차근 해결하세요!!

7-5 당뇨병 관리와 생활습관

"습관이란 우리의 생활을 지배하는 또 다른 나의 천성"이란 말이 있습니다. 이 말처럼 습관은 본인의 성격 외에 생활과 아주 긴밀한 관계를 가지고 있습니다. 당뇨병 관리는 근원적인 생활습관의 변화 없이는 쉽게 이루어질수 없는 것이기 때문에 변화할 수 있다는 믿음과 자신감을 가지고 생활습관을 변화 시키려는 노력을 부단히 해야 합니다.

1) 당뇨병 관리를 위한 자세

많은 분들이 자신의 혈당조절을 위해 병원을 찾고 교육을 받지만 실제 생활에서는 여러 장애들 때문에 치료법을 지키기 힘들어 합니다. 따라서 치료법 선택 못지 않게 그 치료법을 자신의 생활양식에 적용하여 실행할 수 있게 관리하는 문제도 중요합니다. 좀 더 협조적이고 효과적인 치료적 자세를 갖추기 위해서는 자신의 자세를 점검해 보는 것이 필요합니다. 다음 질문들에 대답해 봅시다.

1. 당뇨병 관리가 궁극적으로 내 삶에 도움이 된다고 믿는가?
2. 내가 당뇨병 관리를 위해 매일 해야 하는 일들에는 어떤 것들이 있는가?
3. 매일의 과업을 위해 생활습관을 바꾸어야 한다면 어떤 것들을 바꾸어야 할까?
4. 나는 앞으로 당뇨병 관리에 필요한 일들을 지속할 의사가 있는가?
   또한 할 수 있다고 느끼는가?
5. 나의 혈당상태에 미치는 영향요소들에는 어떤 것들이 있는가?
   예) 생활 속에서 느끼는 스트레스, 일상의 변화, 신체적인 고통, 칼로리제한 식사, 운동,
   술, 인슐린 용량....
6. 나를 도와 줄 사람이나 자원이 있는가? 어떻게 도움을 받을 수 있는가?

위의 질문들에 대답할 수 있다면 당뇨병 관리를 위해서 생활전반을 조정해 가는 것이 필요한 것임을 인식하고 있는 것입니다. 당뇨병 관리는 생활을 바꾸지 않는 한 쉽게 무너질 수 있지만, 그렇다고 해서 이제까지의 생활을 하루아침에 바꾼다는 것 또한 쉬운 일이 아니므로 변할 수 있다는 믿음을 가지고 생활 습관을 바꾸려는 노력이 반드시 필요합니다.

2) 생활습관의 변화를 위한 자세

① 해당 문제의 우선 순위를 정합니다.

변화를 위한 계획을 세울 때는 가장 변화하기 쉬운 문제부터 개선해 나가는 것이 좋습니다.

② 변화의 목표가 구체적이어야 합니다.

단순히 '앞으로 잘 해야지' 라는 식의 다짐만으로는 구체적인 변화를 가져오기가 어렵습니다.

③ 실행 가능한 것이어야 합니다.

이루지 못할 목표를 잔뜩 세워 놓고 실패의 경험만 늘려 가는 것은 오히려 자신감을 잃게 만들 수 있습니다. 당뇨병 치료에 왕도는 없지만, 한 단계 한 단계씩 꾸준히 실천해 가는 것이 중요합니다.

④ 자신의 변화계획을 점검하기 위하여 목표달성의 시기를 정하여 주기적으로 평가하는 것도 좋은 방법입니다. 가능한 한 평가의 주기는 1주일에서 1달 정도로 너무 길지 않도록 하고 자주 점검하는 것이 좋습니다.

3) 생활습관 변화를 위한 질문

① 당뇨를 알게 된 후 생활에 어떤 변화가 있었나요?
- 있었다면 어떤 변화였나요?
- 없었다면 왜 없었나요?

② 앞으로 어떤 변화가 필요하다고 생각되시나요?

③ 어떤 점을 바꾸고 싶으신가요?

④ 나에게 기적이 일어난다면 어떤 변화를 원하시나요?

4) 문제해결의 5단계 (미국 국립 당뇨병 · 소화기 · 신장병 연구소(NIDDK)의 당뇨예방프로그램 'DPP' 참고)

1단계	문제 행동을 구체적으로 정한다
2단계	문제를 해결할 수 있는 가능한 모든 대안들을 모색한다
3단계	자신이 가장 잘할 수 있고, 실천 가능하며, 가장 빨리 실천할 수 있는 최선책을 선택한다

4단계	긍정적인 행동계획을 수립한다
5단계	최선책을 실천해보고 결과를 평가한다

5) 생활습관 변화계획표

한꺼번에 모든 것을 이룰수 는 없습니다. 한단계씩 실천해 나가야 합니다.
위와 같은 생활 계획표를 오늘이라도 당장 만들어 보는 것은 어떨까요?

1.문제요인 (바꾸어야 할 생활습관)	예) 운동량이 부족하다
2.목표 (무엇을 바꿀 것인가?)	예) 집과 직장에서의 운동을 통하여 운동량은 늘린다.
3.구체적 실천계획 (어떻게 바꿀 것인가?)	예) 1. 버스를 탔을 경우 한 정류장 전에 내려서 걷는다. 2. 가까운 거리는 차를 타는 대신 걷는다. 3. 아파트 주위를 돈다
4. 행동 및 확인	♥ 나 _____ 는 _____ 부터 _____ 까지 _____ 를 위해 위의 약속을 지키겠습니다.
5.평가	예) 일주일에 3일은 아파트 주위를 3번 돔 OK !! 그러나 나머지 시간은 운동을 전혀 하지 못함 NOT OK !!

Tip

▶▶ 당뇨관리의 십계명

① 식사는 제때에, 반찬은 골고루, 양은 알 맞게 천천히 먹습니다.

② 운동은 30분씩 1~2회 식 후에 합니다.(금기사항이 없는경우)

③ 규칙적인 혈당측정은 엄마와 아가의 건강을 위해 필수적입니다.

④ 병원방문은 학생이 학교 가듯이 자연스러운 행동임을 잊지 마세요.

⑤ 아는 만큼 자신있게 관리 할 수 있습니다. 식사에 대한 공부도 열심히 하세요.

⑥ 직장맘들은 회사에서의 스트레스에 잘 대처하세요.

⑦ 우울한 마음은 아가에게 그대로 전달됩니다. 활짝 웃어 보세요.

⑧ 엄마마음이 곧 모성, 아가를 먼저 생각하세요.

⑨ 조절되지 않는 혈당은 없습니다. 긍정적으로 생각하세요.

⑩ 검증된 관리방법으로 안전하고 건강한 생활을 유지하세요.

7-6 당뇨병과 직장생활

모든 사람들에게 직업이란 사회적으로, 경제적으로 매우 중요한 의미를 갖습니다. 생존을 위한 수입의 측면 뿐 만 아니라 삶의 질적인 측면에서 근로를 통한 보람은 인생의 활력이 됩니다. 그러나 직장생활을 하는 임신부에게 당뇨병이 발병하게 되면 정상적인 직장생활을 계속 할 수 있는지에 대해 불안감이 생기게 됩니다. 임신 중 당뇨병이 있다고 해서 큰 방해를 받지는 않지만, 신체활동을 크게 요구하는 직업일 때는 직업을 계속 갖는데 문제가 될 수 있습니다. 따라서 과도한 노동을 하거나 휴식시간이 자유롭지 못한 직업을 가진 임신부의 경우는 당뇨병 관리에 더욱 주의를 기울여야 합니다. 따라서 직장생활을 하는 경우 직장은 당뇨병 관리를 못하게 하는 핑계가 될 수 있습니다. 운동할 시간이 없고 잦은 외식으로 인해 식사요법이 어렵다고 불평을 합니다. 그러나 할 수 없다는 부정적인 생각은 부정적인 결과를 가져오게 됩니다. 직장이 당뇨병 관리의 방해요인이 된다고 하여 직장을 그만 둔다면 문제가 없어지게 될까요? 그렇다고 하기는 어려울 것입니다.

결국 임신 중 당뇨병 임신부의 자기관리는 자신의 의지 그리고 문제를 해결하는 방법에 달려 있는 것 같습니다. 어느 한 쪽을 선택하기보다는 직장생활과 당뇨병 관리를 병행할 수 있는 해결방법을 찾는 것이 중요합니다. 규칙적인 식생활과 식사량을 유지하고 전반적인 당뇨병 관리를 하기 위해서는 직장동료나 상사의 이해가 필요할 것입니다. 직장에서 믿을 만한 친구에게 비상시에 필요한 도움을 요청해 두고, 운동할 시간이 없어서 문제라면 점심시간을 이용하여 식사 후 짧은 거리라도 걷는다든지 퇴근 시 한 정거장 미리 내려 걷는다면 도움이 될 것 입니다. 당뇨병을 숨기고 무리를 하다보면 오히려 건강을 해치게 되고 아기에게 피해가 가는 등 더 이상 숨길 수 없는 단계에 이르게 될 수도 있기 때문입니다.

당뇨병이 있느냐, 없느냐 보다는 긍정적인 사고방식, 원만한 대인관계, 효율적인 일 처리 등이 더 중요한 직장생활의 요소가 됨을 다시 한 번 기억하도록 합시다.

Tip

우리가 어떤 목적지에 가기 위해 자동차라는 수단을 이용한다고 가정해 봅시다. 자동차는 수동 기어와 자동 기어의 두 가지 형태가 있지요. 내가 지금까지는 자동 기어로 살아왔다면, 임신성 당뇨병을 진단 받은 후 부터는 수동 기어로 바뀐 것일뿐 목적지에 도착하는 것은 같다고 생각해보면 어떨 가요? 정기적 치료나 철저한 식이요법, 꾸준한 운동과 마음의 안정 등 당뇨관리에 필요한 요소들을 적절하게 생활 안에서 실천하는 것이 속도에 맞추어 기어를 바꾸어 주는 것과 같다고 본다면 훨씬 긍정적인 마음 가짐으로 당뇨관리 또한 틀거울 수 있습니다.

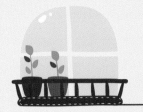

VIII. 자주 묻는 질문들

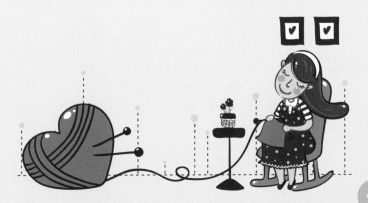

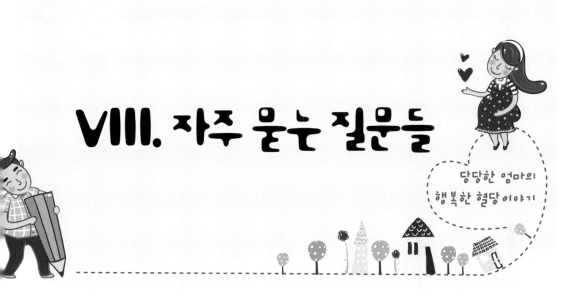

VIII. 자주 묻는 질문들

당당한 엄마의
행복한 혈당 이야기

I. 임신성당뇨병은 무엇인가요?

태반은 엄마로부터 태아에게 영양분과 물을 공급하는 것이 목적입니다. 이런 태반은 임신을 유지하는데 필요한 다양한 호르몬(예를 들어 에스트로겐, 코티솔 등)을 제공하는데 이 호르몬들은 유감스럽게도 인슐린의 작용을 방해합니다. 이러한 인슐린 저항성은 일반적으로 임신중반기(임신 20주~24주)에 시작되고 태반의 성장에 따라 이러한 호르몬들은 더욱 많이 생산되며 인슐린 저항성도 커집니다.

대부분 여성의 췌장은 이러한 인슐린 저항을 극복할 수 있습니다만 임신성당뇨병은 췌장이 만들어 낼 수 있는 최대한의 인슐린을 만들어 내도 태반호르몬의 작용을 극복하지 못할 때 생깁니다. 즉 임신부의 몸이 필요한 만큼의 인슐린을 만들어 내지 못하면 혈당이 올라가는데 이것을 임신성당뇨병이라고 하는 것입니다.

만약 임신부의 혈액에서 모든 태반호르몬을 제거할 수 있다면 인슐린저항성은 줄어들 것이고 이러한 현상은 사실 분만이 이루어지면 자연스럽게 해결됩니다.

2. 임신성당뇨병은 진짜 당뇨병과 다른가요?

물론입니다. 대부분의 임신성당뇨병은 임신기간 동안에 시작되며 분만과 함께 사라집니다. 그러나 나이가 들수록 제 2형 당뇨병에 걸리는 확률은 높아집니다.

3. 임신성당뇨병은 어떤 문제를 일으키나요?

임신기간 중에 혈당을 잘 조절하셨다면 영향은 없습니다. 그러나 조절이 안되었을 경우 임신성당뇨병 임신부가 당면하는 가장 흔한 문제는 보통 4kg 이상의 거대아 출산입니다. 아기가 거대아인 경우 아기는 출산 직후 저혈당에 빠질 위험이 높습니다. 또 다른 문제는 황달입니다. 임신성 당뇨병 임신부의 아기는 저칼슘혈증과 저마그네슘혈증이 생기는 경우도 증가합니다. 아기는 커서 제2형 당뇨병이 발생할 위험 인자를 가지고 있고 소아비만의 확률이 높습니다.

4. 외식 시 음식 조절은?

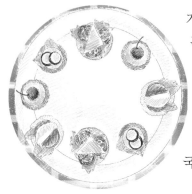

가능하다면 외식을 삼가는 것이 좋습니다. 부득이한 경우에는 백반이나, 한정식 등의 메뉴를 선택하는 것이 좋으며 이때에도 본인의 섭취량을 미리 파악한 후 섭취합니다. 너무 달거나 기름이 많이 들어간 음식(튀김, 중국요리, 피자 등)은 되도록 피합니다. 공복감이 너무 심할 때는 외식을 하지 않은 것이 좋습니다. 열량이 적은 음식(맑은 국, 맑은 차 등)을 먼저 먹은 후 음식을 먹습니다.

5. 임신성당뇨병에 걸리기 쉬운 사람이 있나요?

모든 여성이 임신기간 동안 임신성당뇨병의 위험이 있을 수 있으나 다음과 같은 요인들이 있다면 가능성이 증가합니다. 비만, 당뇨병 가족력, 거대아 출산력, 결함이 있는 아이 출산력, 양수과다증(polyhydramnios) 등 입니다. 또한 35세 이상된 여성들은 나이가 보다 적은 여성에 비해 높은 위험요인을 가집니다.

6. 운동은 어떻게 하면 되나요?

규칙적인 운동은 신체내 인슐린의 작용과 효과를 상승시킵니다. 이 효과는 인슐린이 적게 사용되더라도 정상의 혈당이 유지되도록 합니다. 일반적으로 어떤 종류의 운동이든지 임신 전에 해오던 운동이라면 계속 할 수 있습니다. 그러나 운동 중 낙상할 수 있거나 큰 충격이 가해지는 운동은 주의해야 합니다. 임신 전에 자전거 타기, 조깅 등은 좋은 운동이지만 임신 중에는 조깅은 속보로 대신하며 자전거는 자궁 수축을 유발하므로 제한합니다. 임신 기간은 운동을 새롭게 시작해야 할 시기는 아니며 오히려 속보 즉 힘차게 걷는 것이 운동을 처음하시는 분이나 임신 전 활동적이지 않았던 여성을 위해서 좋은 운동입니다. 반드시 식사 후 20분이 지나서 1회 20-30분씩, 일 2회가 적당하며 인슐린 주사를 맞으실 경우 간식을 잘 챙겨 드시기 바랍니다.

7. 운동과 식사요법으로 혈당조절이 되지 않으면 어떻게 하나요?

만일 공복혈당이 95mg/dL 이상, 식후 1시간 140mg/dL(2시간 120mg/dL) 이상으로 계속될 때는 인슐린주사가 필요할 수 있습니다. 인슐린은 단백질로서 입으로 먹는다면 소화가 되어버립니다. 주사로 맞는 인슐린이 정확한 방법이며 다소 불편감이 있을 수 있습니다. 인슐린주사가 필요할 때는 스스로 인슐린 주사를 하실 수 있도록 방법을 알려 드릴 것입니다.

혈당을 정상으로 유지하기 위한 인슐린의 용량과 농도는 임신의 진행에 따라 증가합니다. 이것은 자연스러운 것이지 임신성당뇨병이 점점 더 악화되는 것을 의미하는 것은 아닙니다. 인슐린의 용량을 떠나서 목표는 정상혈당 범위를 유지하는 것입니다.

인슐린이 중독된다거나 한 번 맞게 되면 평생 맞는다고 하는 것은 잘못된 얘기이고 임신, 수유, 수술 전 후 등 일시적으로 사용할 수 있습니다.

8. 임신기간에 인슐린을 맞으면 임신기간 내내 맞아야 하나요?

그렇습니다. 대부분 임신기간 내에는 임신 주수가 증가할수록 혈당도 증가하므로 분만 전 까지는 계속 맞게 됩니다.

9. 저혈당은 무엇인가요?

인슐린주사를 맞으실 때 식사시간이 미루어 지거나 운동을 평소보다 많이 하시거나 특히 인슐린의 작용시간이 최대일 때 운동을 한 경우에 나타나는 증상입니다.

증상은 떨림, 식은땀, 어지러움, 심계항진(심장이 빨리 뜀), 의식저하, 저린느낌 등이 있습니다. 만일 인슐린을 주사한다면 집, 직장 혹은 차 안에 그리고 항상 호주머니에 사탕을 지니고 다녀야 합니다. 또한 이후에도 발생할 수 있는 문제를 해결하기 위해 무엇인가 먹을 것을 가까이 지니도록 합니다.

10. 분만에 영향을 주는 것은 무엇입니까?

대부분의 임신성당뇨병 임신부는 자연 분만이 가능합니다. 약 5%의 임신부만이 임신중독증이 발생할 확률이 있으며 임신후반기에 발생하는 갑작스런 고혈압은 단백뇨와 관련이 있습니다. 만약 임신중독증이 발생하면 분만이 앞당겨집니다. 때로는 아기가 자연 분만하기에는 너무 큰 경우이거나 아기가 피로하고 자연 분만을 견딜 수 없는 경우에는 제왕절개를 선택할 수 있습니다.

분만 중에도 혈당을 적절하게 유지하는 것은 매우 중요합니다.

임신 기간 동안에 인슐린이 필요하지 않은 임신성당뇨병 임신부는 분만하는 동안 인슐린이 필요하지 않습니다. 반면, 임신기간동안 인슐린이 필요한 여성은 분만 및 수술과정에서 필요하면 정맥으로 인슐린이 투여 될 수 있습니다.

인슐린주사를 맞았던 대부분의 임신성당뇨병 임신부는 아기가 태어난 후 인슐린주사를 맞을 필요가 없어집니다. 이는 인슐린 저항성을 제공하는 태반이 제거되기 때문이고, 임신 중 목표혈당과 비임신 시의 목표혈당은 다르기 때문입니다.

11. 모유수유가 가능한가요?

모유수유는 매우 바람직 합니다. 대부분의 여성에게 모유수유는 분만 후 임신 전 체중으로 돌아가기 위한 가장 쉬운 방법입니다. 분만 6주 를 기준으로 모유수유를 하는 산모는 인공수유를 하는 산모에 비해 1.5kg의 체중이 더 감소합니다.

또한 감염과 알러지로부터 보호하는 면역성분들이 모유 를 통해 아기에게 전달이 됩니다. 모유는 분유보 다 소화가 잘되며 미네랄의 흡수율이 높습니다. 무엇보다도 모유수유를 최소 2개월 이상 한 임신부의 자녀는 그렇지 않는 경우보다 당 뇨병에 이환될 확률이 감소합니다. 즉 당뇨병 예방에 도움이 되는 물질을 모유가 가지고 있 다는 뜻입니다.

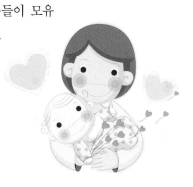

12. 임신성당뇨병 임신부가 분만 후에 당뇨병으로 진행하는 확률 은 어느 정도인가요?

아기를 분만한 후에는 혈당을 검사하여 혈당이 정상으로 회복이 되었는지 확인 해야 합니다. 한번이라도 임신 동안에 임신성당뇨병이 있었던 여성은 다음 임신 때에 임신성당뇨병이 될 확률이 큽니다. 이런 분은 앞으로 임신을 하게 되면 첫 3 개월 동안에 반드시 임신성당뇨병을 위한 검사를 하여 적절한 진료를 받는 것이 중요합니다.

임신은 앞으로의 당뇨병 발생을 예견하는 일종의 "stress test" 입니다. 분만 후 첫 5년이 가장 당뇨병 발생위험이 높습니다. 연구결과 여러 번 임신성당뇨병이 있 었던 모든 여성의 절반은 임신 후 15년 이내에 확실한 제2형 당뇨병으로 진행합니다. 앞으로의 제2형 당뇨병이 발생되는 위험인자 때문에 일 년에 한 번씩은 정기 적으로 병원을 방문하여 혈당을 측정하고 그 변화 정도를 확인하는 것이 바람직합니다. 무엇보다도 적절한 체중유지와 규칙적인 운동은 나중에 당뇨병 발생의 위험 을 줄이는 좋은 방법입니다.

13. 당뇨병 임신부의 경우 염분섭취를 제한해야 하나요?

당뇨병 임신부의 경우도 일반인과 같은 정도의 염분양을 권장합니다. 그러나, 심부전이나 고혈압 또는 고혈압 발생가능성이 높은 사람들에게는 염분 제한을 실시합니다.

한편, 혈당조절이 불량한 환자에서의 심한 염분제한은 해로울 수도 있습니다. 대한당뇨병학회에서는 우리나라의 식생활 특성을 고려하여 1일 염분 섭취량을 5-10g 범위에서 개별화하여 제한할 것을 권장하고 있습니다.

14. 임신성 당뇨병으로 진단받아도 정상임신부가 필요로 하는 미량영양소를 꼭 섭취해야 할까요?

물론입니다. 임신 기간 중 모체의 영양상태는 태아의 발육 뿐아니라, 임신 중 모체의 건강과 산후의 회복에 많은 영향을 미칩니다. 그러므로 건강한 아기의 분만과 산모의 건강을 위하여 임신성 당뇨병으로 진단 후에도 미량영양소에 대한 특별한 배려가 필요합니다. 열량영양소는 처방받은 양을 지키시고 단순당이 함유되지 않은 경우 음식으로 미량영양소를 섭취하셔야 합니다.

내용은 다음과 같습니다.

* 칼슘을 충분히 섭취합니다.

임신기에는 태아의 골격과 치아형성을 위하여 칼슘의 필요량이 증가합니다. 균형된 식사를 하면서 칼슘이 많이 들어 있는 식품을 매일 1회 이상 섭취하고 우유를 2컵 정도 마시도록 합니다.

칼슘이 많은 식품: 우유, 요쿠르트, 치즈, 멸치, 뱅어포, 김, 미역, 다시마, 두부 등

* 철분과 엽산 보충제를 복용합니다.

임신기에는 모체의 혈액이 증가하고 태아의 혈액 생성 및 간내 철 저장을 위하여 철분의 요구량이 증가되므로 음식으로 충분한 철분 섭취와 병행하여 철분제제의 보충이 필요합니다. 비타민 C는 철분 흡수를 도와줍니다.

또한 태아의 심혈관 질환이나 신경 장애를 예방하기 위해서 엽산의 섭취를 권장하고 있으므로 생과일이나 생채소를 적당량 섭취하도록 합니다.

철분이 많은 식품 : 간, 생선, 육류, 달걀 노른자, 굴, 조개류, 녹황색, 채소류 등
엽산이 많은 식품 : 간, 미나리, 깻잎, 시금치, 콩류, 키위, 감귤류 등

15. 콩이 혈당조절에 도움을 준다는 데 이것이 사실인가요?

• 예 그렇습니다. 콩은 천천히 소화되어 혈당과 인슐린의 증가를 적게 해줍니다. 여러 연구 결과 하루 1.5-2.5컵(조리상태)의 콩을 섭취하면 혈당조절에 유익한 효과를 볼 수 있다고 합니다. 콩은 또한 당뇨병의 합병증으로 잘 알려진 심혈관 질환의 위험도를 감소시켜줍니다. 하루 1-3컵의 콩의 섭취는 5-19% 정도의 혈중 콜레스테롤 수준을 낮춘다고 합니다. 또한, 콩은 임신기에 꼭 필요한 엽산의 좋은 급원이기도 합니다. 엽산 역시 심혈관 질환의 위험도를 낮출 수 있습니다.

그러나 콩은 어육류군으로 식사 계획에 따라 그 양을 섭취하며 특히 신장 합병증이 있는 경우에는 섭취를 제한할 수도 있습니다.

16. 운동을 할 때 먹을 수 있는 음료나 간식은?

만약 인슐린을 맞을 경우에는 운동 시 간식이 필요할 수 있습니다. 근육은 운동이 끝난 후라도 포도당을 소모하게 되고 신체는 운동하는 동안 사용했던 포도당을 보충하는 데 24시간까지 소요될 수 있습니다. 그래서 강도가 높은 운동 후에는 1-2시간 마다 혈당 측정이 필요합니다.

운동 시에는 목이 마를때까지 음료 마시는 것을 기다리지 말아야 합니다. 탈수는 체력과 지구력을 저하시킬 수 있습니다. 차가운 물이 따뜻한 물보다 흡수 속도가 더 빠르므로 운동하는 동안 희석한 쥬스나 스포츠 음료수는 당질과 수분을 제공하여 주고 운동 후 1시간 정도 유지시켜 줍니다.

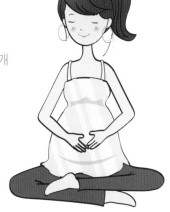

■ 운동에 적절한 간식(15g 당질)

과일 한 조각 · 건포도 2큰술 · 희석한 과일 쥬스 1/2컵 · 빵 1/2개 · 작은 스포츠 음료 1캔

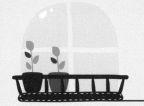

IX. 부록(교육자 편)

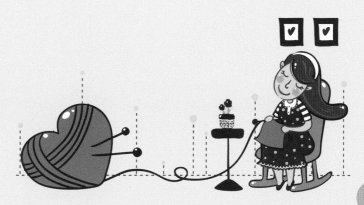

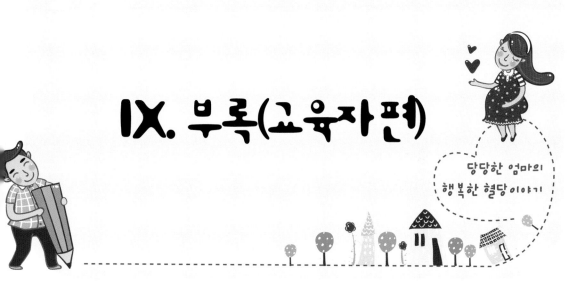

IX. 부록(교육자편)

당당한 엄마의
행복한 혈당 이야기

1) 실제 예

① 당뇨병 임신부

이 OO씨는 임신 전 상담과 간호를 위해 센타에 내원한 제1형 당뇨병을 가진 최근 결혼한 29세의 여성입니다. 12세에 당뇨병으로 진단받았고 13세에 감기에 걸렸을 때 당뇨병성 케톤산혈증이 있었던 것 외에는 건강한 생활을 유지하고 있습니다. 그는 임신한 적이 없고 피임방법으로 살정제 크림과 다이아프람을 사용하고 있습니다. 그는 당뇨병성 신증은 부인하고 있으며 혈압도 정상이라고 주장합니다. 그의 병력은 1년 전에 진단받은 비증식성 망막증때문에 중요합니다. 첫 방문시, 병력에 대한 자료수집 외에 신체검진도 시행했습니다. 혈압은 110/70mmHg 이고 소변스틱검사에서는 1+의 단백질이 검출되었습니다. 2주 전부터의 혈당도 검토되었습니다. 공복혈당이 80~130mg/dL(4.4~7.2mmol/l), 저녁식사 전이 95~140mg/dL(5.3~7.8mmol/l) 로 양호한 당뇨병관리가 되고 있는 것처럼 보였습니다. 그는 매일 단 2번만 혈당측정을 하고 있습니다. 그는 아침식사전에 속효성과 중간형의 혼합을, 저녁식사전에 초속효성을, 취침 전에 중간형을 맞는 세 번의 인슐린 주입 형태를 사용하고 있었습니다. 그는 처음 방문시 자가 혈당측정기는 가지고 오지 않았습니다.

■ 제기된 문제

1. 이 환자 분에게 추천되는 검사

2. 상담할 주제

3. 어떻게 그의 남편을 교육에 참여시킬 것인가?

■ 해 답

Creatinine clearance와 quantitative protein을 위한 24시간 소변검사를 포함하여 기본적인 신기능검사를 받도록 하고 urinalysis는 1+의 단백질이 검출되는 원인이 되는 요로감염을 배제하기 위해 시행합니다. 그리고 당화혈색소는 전반적인 혈당조절상태를 알기 위해, 루벨라 검사는 면역상태를 알기 위해 검사하고 면역이 없다면 임신 전에 접종 해야 합니다. 이 검사이외에도 비증식성 망막증 검사를 위해 안과전문의에게, 그의 영양섭취 상태를 평가하기 위해 당뇨병팀 영양사에게 의뢰되어야 합니다. 영양사는 식사요법에 운동을 통합시키기 위해 이 OO씨와 함께 작업해야 하는데 혈당의 목표에 대해 상담하고 각 식사 전과 취침 간식 전에 매일 자가혈당측정기로 혈당을 측정하고 1주일에 2~3일은 식사 1(2)시간 후의 혈당을 측정하도록 합니다. 적어도 1주일에 한 번은 당뇨병 교육자에게 전화하여 필요한 인슐린과 식사조정을 하도록 합니다. 또한 그와 그의 남편, 의료 팀이 아기를 갖기에 안전하다고 판단이 들때까지(혈당 수준이 최적이고, 당화혈색소도 정상이거나 정상 가까이에 있을 때까지) 피임을 계속하도록 합니다.

수정능력, 자연 유산률, 자녀의 당뇨병 가능성, 현존하는 혈관합병증에 대한 임신의 영향, 태아기형 빈도 등을 상담합니다. 한달 후 다음 예약시 남편을 동반하도록 권유하고 남편에게 저혈당 대처, 임신시 당뇨병에 대해서도 교육합니다. 또한 혈당측정기를 가지고 와서 측정기술과 정확도등에 대해 배우도록 합니다.

② 임신성당뇨병 임신부

김 OO 임신부는 임신 29주 5일로 외래를 방문한 비만한 28세여성이며 2번째 임신입니다. 그녀는 태아가 매우 커서 근처 산부인과에서 의뢰되어 왔습니다. 그의 과거 산과 력은 3년전 첫 임신때 신성당뇨병으로 진단받았고 임신 38 주에 4.5kg의 남자 사산아를 분만했습니다. 가족력에는 그 아버지가 42세에 제2형 당뇨병을 진단받았습니다. 그는 내원 후 3시간 경구당부하 검사를 실시하였습니다.

시간 (h)	혈장 포도당 농도 mg/dL
공복	112
1	250
2	224
3	190

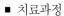 치료과정

그는 임신성당뇨병으로 진단되어 하루 3번 초속효성 인슐린과 취침전 중간형 인슐린을 투여하기 시작했습니다. 영양사와 상담을 했고, 식사 요법을 하기로 동의했습니다. 또한 혈당측정법과 소변케톤 측정법을 배웠습니다. 임신 34주 부터는 매주 nonstress test(비수축검사)를 시행하였고 태아움직임이 둔화되면 즉시 전화하도록 하였습니다. 이 집중적인 당뇨병교육과 관리, 주의 깊은 태아관찰로 그녀는 임신 40주에 3.2kg의 건강한 아기를 성공적으로 분만할 수 있었습니다.

■ 이 과정에서 더 알아보아야 할 사항은 무엇일까요?

사산을 경험한 후 즉각적으로 경구당부하검사를 하였는지 확인하는 것이 중요합니다. 이는 그가 이번 임신 전에 당뇨병이 있었는지, 내당능 장애이었는지, 정상이었는지 확인할 수 있게 합니다. 그리고 사산과 관계된 많은 정보가 도움이 될 것입니다. 자간전증이나 탯줄의 문제는 없었는지, 태반조기 박리는 아니었는지 확인합니다. 증거는 없지만 이런 산과적 합병증이 없다면 아기의 사산은 모체의 당뇨병과 관련이 있을 가능성이 크기 때문입니다.

■ 그가 병원에 임신 29주 5일이 아닌 임신 6주에 왔다면 어떻게 관리되었을까요?

그녀가 임신 6주정도에 왔다면 임신성당뇨병의 여러 위험인자(비만, 가족력, 사산된 거대아 출산)를 가지고 있기 때문에 즉각 당뇨병인지 선별검사를 받았을 것입니다. 사실 그녀는 첫 임신 후에 계속 고혈당 상태였을지도 모릅니다. 임신초기의 선별검사는 임신전에 당대사 장애를 가졌으리라 추측되는 임신부를 알아내는데 도움이 됩니다.

■ 그는 당뇨병발생에 대해 어떤 정보가 필요할까요?

분만 후에는 시간이 경과할수록 당뇨병으로 될 가능성이 매우 크다는 것을 알고 경구 당부하검사 날짜를 예약받고 체중을 줄이도록 해야 합니다..

부가적으로 일년에 한 번씩 75그람 경구 당부하검사를 하거나 고혈당의 증상이나 징후가 보이면 주치의에게 연락하도록 합니다. 아이를 더 원할 경우 임신을 시도하기 전에 당뇨병 여부를 위해 검사를 받도록 해야 합니다.

2) 75그람 경구 당부하검사

	공복	30분	60분	90분	120분
정 상	<100	<200	<200	<200	<140
공복혈당장애	100≤ <126				
내당능 장애					140≤ <200
당 뇨 병	≥126				≥200

✳ 임신성 당뇨병 임신부를 위한 통합 자가관리 교육프로그램 ✳

회차	1회	2회	3회	4회	5회
임신주수	약 29~30주	30~31	31~32주	32~33	33~34주
제 목	임신성 당뇨병의 개요와 관리	자가 관리 실천	임신성 당뇨병이 모아에게 미치는 영향	자가 관리 실천	산후 관리와 산후당뇨병 예방
내 용	• 자가 관리 측정결과 확인 • 질문과 답변 • GDM 개요 • 식이요법 • GDM 진단후 마음 표현 • 태교 • 심상적 복식호흡 연습		• 자가관리 측정결과 확인 • 질문과 답변 • 운동 요법 • 스트레스 관리 • GDM 관리 마음 표현 • 태교 • 심상적 복식호흡 • GDM이 모아에게 미치는 영향		• 자가관리 측정결과 확인 • 질문과 답변 • 산후 당뇨병 예방 • GDM 관리 마음 표현 • 태교 • 심상적 복식호흡 • 안전한 출산 • 모유수유 • 산후관리
적용방법	소그룹 모임 (교육과 지지)	전화 상담	소그룹 모임 (교육과 지지)	전화 상담	소그룹 모임 (교육과 지지)

✳ 조기진통 대처를 위한 복식호흡 ✳

조기진통은 임신 37주 이전에 1시간에 4~6회 이상 배가 단단히 뭉칠 때를 의미합니다. 이때는 물을 한 컵 정도 마시고 왼쪽 옆으로 누워서 휴식을 취하면서 복식호흡을 5~10분정도 실시합니다.
- 옆으로 누운 자세는 자궁-태반 혈액 흐름과 신장의 혈류를 증가시키므로 임신부에게 좋은 자세입니다.
- 누운 자세에서는 자궁이 하대정맥을 압박하지 않도록 허리와 엉덩이 아래부위에 배개를 받쳐주면 편합니다.

■ 복식호흡 방법과 효과

임신 중의 복식호흡은 이완을 통해 태아에게 산소공급이 많이 되어 건강한 아기가 되도록 도와줍니다. 출산 시 진통을 감소시키고 분만시간이 단축되는 효과가 있다는 것도 연구에서 확인되었습니다. 다음 방법에 따라 연습하시면 약 한달 쯤 후에는 자연스럽게 몸에 익히게 될 것입니다.

	누웠거나 앉아서 사지 근을 이완시킨 상태에서, 코를 통해 천천히 넷을 셀 때까지(4초) 들여 마시면서 배를 바깥으로 내밀도록 하고, 다시 천천히 여섯을 셀 때까지(6초) "휴" 소리를 내면서 입을 통해 숨을 내쉬고 배를 밀어 넣습니다. 이를 1회 복식호흡 (10초 소요)으로 하며 총 5분간 실시합니다.

복식호흡 방법	• 일분간 복식호흡

구분	1회		2회		3회		4회		5회		6회	
호흡 주기	흡기	호기	흡기	호기	흡기	호기	흡기	호기	흡기	호기	흡기	호기
소요시간(초)	4	6	4	6	4	6	4	6	4	6	4	6
경과시간(초)	4	10	14	20	24	30	34	40	44	50	54	60

복식호흡은 매일 5분간 3회 공복 시에 하는 것이 좋고, 태교음악을 들으면서 시행하면 더욱 좋습니다. 머릿속에 태어날 아이의 이미지를 그리면서 아이에게 축복의 메시지를 함께 넣어줍니다 ("아가야! 사랑해").

복식호흡 이완 증거	복식호흡이 제대로 이루어지면 다음의 증상이 있습니다 • 눈뜨기 어려움 • 사지가 무거운 느낌 • 졸리움 • 편안한 마음

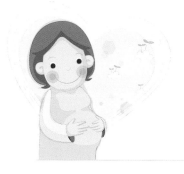

마치는 글

당뇨와 임신을 함께 당당히 거느린 분들에게 이 책을 드립니다.

많은 당뇨병 산모님들과 임신성 당뇨병(이하 임당) 산모님들을 뵈면서 아가를 갖는 숭고한 역할을 하는 여성분들이 얼마나 대접을 받고 있는지 생각을 해 보았습니다. 생명을 키우는 엄마의 자궁이 많은 공해와 스트레스, 부적절한 식사로 상처입고 아가가 자라는 동안에도 엄마를 공격하는 수 많은 방해로부터 아가를 꿋꿋이 지키려는 노력의 시간이 임신기간인 것 같습니다.

산모님들을 뵈면서 쉽게 털어놓을 수 없는 남편과의 문제, 시댁식구의 문제 등을 얘기하시며 눈물 흘리는 분들도 보았고 운동을 하고 싶어도 직장과 육아로 도저히 짬을 낼 수 없어서 한숨 쉬시는 분들도 보았습니다. 현재여건이 여성이 편하게 임신을 계획하고 임신기간을 축복의 시간으로 보내기에는 너무나 턱없이 부족한 것이 많은 것 같습니다.

따뜻한 마음을 가진 아가들이 이 세상에 많이 태어나기 위해서 차가운 현실을 따뜻한 마음으로 품고 이해하는 배려심부터 배워 가는 시기가 임신기간이 아닌가 싶습니다.

이런 가운데 임신 전에 당뇨병이 있거나 임신기간에 갑자기 임신성 당뇨병을 진단받아 당황하시고 또 다른 갈등을 느끼시는 분들을 위해 이 책은 만들어졌습니다. 막연이 몰라서 불안해 하시고 우왕좌왕하시는 분들과 인터넷 등 갖가지 정보들 속에서 좀 더 세심하고 정확한 정보를 얻길 원하는 이 시대의 지혜로운 엄마들을 위한 책입니다.

아기에게 줄 수 있는 귀한 선물, 이 책을 읽으면서 느끼시겠지만 그것은 바로 " 혈당관리"입니다.

아가가 태어나면 해 주고 싶어도 하실 수 없는 일이죠. 임신하신 이 귀한 시기에 마음을 추스르시고 차근차근 배워 나가세요. 저희도 힘껏 도와 드리겠습니다.

임신과 함께 당뇨를 관리하는 엄마들의 사랑도우미

MEMO

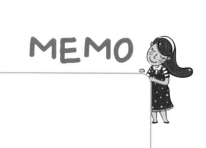

MEMO

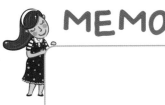

MEMO

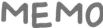
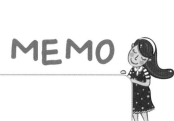

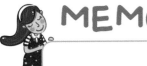

MEMO

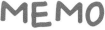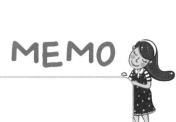

MEMO

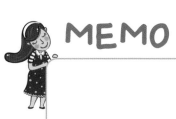

MEMO

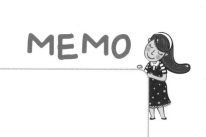

MEMO

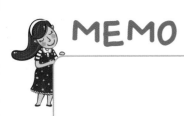

MEMO